Examens-Fragen
Psychiatrie
Zum Gegenstandskatalog

Herausgegeben von
H. Lauter und R. Tölle

Unter Mitarbeit von

G. Buchkremer A. Crome G. Heinz G. Liersch
H.J. Möller J. Perwein G. Pfeifer Th. Plenge
B. Stober C. Wächtler

354 Fragen

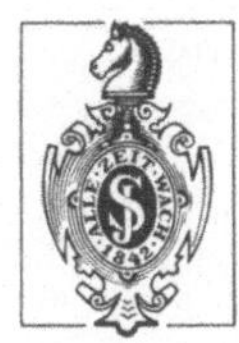

Springer-Verlag
Berlin Heidelberg GmbH

Professor Dr. H. Lauter
Psychiatrische Klinik und Poliklinik
rechts der Isar der Technischen Universität
Möhlstraße 26, D-8000 München 80

Professor Dr. R. Tölle
Psychiatrische und Nervenklinik der Universität
Albert-Schweitzer-Straße 11, D-4400 Münster

ISBN 978-3-540-11392-8   ISBN 978-3-662-00909-3 (eBook)
DOI 10.1007/978-3-662-00909-3

Vorwort

Dieses Buch stellt ein Risiko dar, zu dem sich Herausgeber und Mitarbeiter nur schwer entschlossen haben:
Es kann den Studenten zum "falschen" Lernen verleiten.

Bekanntlich ist die medizinische Ausbildung durch die Approbationsordnung mehr prüfungsbezogen geworden, und zwar in dem spezifischen Sinne der schriftlichen Prüfungen nach dem Multiple-Choice-System: zu lernen ist, was in diese Frage-Antwort-Formulierungen gefaßt werden kann, nämlich hauptsächlich leicht abfragbares Einzelwissen. Wissenschaftliche Zusammenhänge und praxisnahe Kenntnisse sind in diesen Prüfungen kaum gefragt, wohl aber werden sie am Ende des Studiums in der letzten und zugleich einzigen mündlichen Prüfung gefordert. Daß viele Studenten in dieser Prüfung große Schwierigkeiten haben, unterstreicht die Problematik der Ausbildungs- und Prüfungsbestimmungen.

Angesichts dieser Ausbildungsbedingungen ist das Unbehagen bei Lernenden wie Lehrenden gleich groß. Die Ausbildung verläuft sozusagen zweigleisig: einerseits technisiertes Lernen für die unumgänglichen Prüfungen, andererseits das Bemühen um fachlich fundierte und praxisnahe Kenntnisse für den Beruf. Jeder weiß, wie schwer beides miteinander zu vereinbaren ist, zumal sich die Lerninhalte des einen und des anderen Vorgehens nur wenig decken.

Dieses Buch dient der Examens-Vorbereitung, also dem prüfungsbezogenen Lernen. Hierin liegt das Risiko. Wenn die Fragensammlung dem Studenten dazu verhilft, sich mit den Inhalten und Modalitäten der ihn erwartenden schriftlichen Prüfung vertraut zu machen und sich zeitsparend auf das Examen vorzubereiten, sind zwei Konsequenzen möglich:

- Entweder: Der Student, der nur an das Examen denkt, beschränkt sich weitgehend auf das Durcharbeiten von Prüfungsfragen und verzichtet auf eine Vertiefung in das Fach.

- Oder aber: Der Student sieht in diesem Buch eine willkommene Möglichkeit, die unvermeidbar einseitige Prüfungsvorbereitung ökonomisch zu absolvieren, um Freiraum für das fach- und praxisbezogene Lernen durch Lektüre und Diskussion, Praktikum und Famulatur zu gewinnen.

Wir hoffen dazu beizutragen, daß möglichst viele Studenten von der zweiten Alternative Gebrauch machen. Wenn wir als Lehrende mit dieser Fragensammlung dem Studenten den Überblick über den Examensstoff erleichtern, wollen wir damit zugleich die Lehrveranstaltungen hiervon weitgehend freihalten und - dem eigenen Bedürfnis wie dem Wunsch der meisten Studenten folgend - möglichst praxisnahe gestalten.

Auf einen eigenen Abschnitt über Psychopathologie wurde verzichtet; diesbezügliche Fragen wurden in die speziellen Kapitel aufgenommen. Gleicherweise wurden Fragen zur Somatotherapie und Psychotherapie den jeweiligen Krankheitskapiteln zugeordnet; einige übergreifende Fragen zu den Psychotherapiemethoden wurden dem Neurosenkapitel angefügt.

In der Reihenfolge wurden die Fragen nicht nach dem formalen Fragetyp angeordnet (wie es in den schriftlichen Prüfungen geschieht), sondern nach dem Inhalt. Die einzelnen Fragen wurden im Kreis der Mitarbeiter eingehend diskutiert und in Semesterabschlußklausuren erprobt.

Bei der Zusammenstellung der Fragen orientierten wir uns weitgehend am Gegenstandskatalog und berücksichtigten auch die bisherige Praxis der schriftlichen Prüfungen. Zugleich wurde der Stoff so ausgewählt, daß die Fragen auf klinisch wichtige Lernziele hinlenken, um das Interesse des Lesers an bestimmten Problemen zu wecken und ihn zum Selbststudium anzuregen. Hierdurch soll die Fragensammlung auch zum Erwerb praxisbezogener Kenntnisse beitragen.

München/Münster, im Frühjahr 1982   H.Lauter   R.Tölle

Inhaltsverzeichnis

Mitarbeiterverzeichnis

BUCHKREMER, Gerhard, Dr., Psychiatrische und Nervenklinik
der Universität, Albert-Schweitzer-Str. 11,
4400 Münster

CROME, Andreas, Dr., Westfälisches Landeskrankenhaus für
Psychiatrie, 4540 Lengerich, Parkallee 10

HEINZ, Gunter, Priv.-Doz. Dr., Klinik für Gerichtliche
Psychiatrie, 3559 Haina (Kloster)

LIERSCH, Günter, Dipl.-Psych. Dr. phil., Psychologisches
Institut der Universität, Rosenstr. 9, 4400 Münster

MÖLLER, Hans Jürgen, Dr., Psychiatrische Klinik und Poliklinik rechts der Isar der Technischen Universität,
Möhlstr. 26, 8000 München

PERWEIN, Joachim, Dr., Psychiatrische Klinik und Poliklinik rechts der Isar der Technischen Universität,
Möhlstr. 26, 8000 München

PFEIFER, Gerhard, Dr., Siegrune-Str. 3, 8000 München 19

PLENGE, Thomas, Dr., Psychiatrische und Nervenklinik der
Universität, Albert-Schweitzer-Str. 11, 4400 Münster

STOBER, Bernt, Dr., Psychiatrische Klinik des Zentral-
institutes für Seelische Gesundheit, 6800 Mannheim 1

WÄCHTLER, Claus, Dr., Psychiatrische Klinik und Poliklinik rechts der Isar der Technischen Universität,
Möhlstr. 26, 8000 München

Hinweise zur Benutzung der Fragensammlung*

Die folgende Sammlung enthält 6 verschiedene Aufgabentypen. Sie entsprechen den Aufgabentypen des Mainzer
Institutes für Medizinische Prüfungsfragen (nur Aufgabentyp E: Bildmaterial kommt hier nicht vor).

A1 Richtig-Antwort-Aufgaben (Welche Aussage trifft zu?)

Hierbei ist von fünf nachfolgenden Antworten (A - E)
nur eine richtig. Ihr Kennbuchstabe ist anzugeben.

A2 Falsch-Antwort-Aufgaben (Welche Aussage trifft
nicht zu?)

Hierbei ist von fünf nachfolgenden Antworten (A - E)
eine falsch. Ihr Kennbuchstabe ist die zutreffende
Lösung.

B Zuordnungsaufgaben

Diese Aufgaben bestehen aus zwei Listen. Dabei sollen
die einzelnen Positionen der Liste 1 (z.B. Krankheiten
oder Syndrome) einer oder mehreren Positionen der Liste
2 (z.B. Symptome) zugeordnet werden. Die einzelnen Positionen der Liste 1 sind jeweils durch die Nummer der
Frage, die der Liste 2 durch Buchstaben gekennzeichnet.
Der Zahl muß der richtige Buchstabe zugeordnet werden.

C Kausale Verknüpfung

Bei diesem Aufgabentyp werden zwei Aussagen gemacht und
kausal miteinander verknüpft. Jede der beiden Aussagen
kann für sich allein genommen richtig oder falsch sein.
Sofern die beiden Aussagen richtig sind, kann die kausale Verknüpfung zwischen diesen beiden Feststellungen
wiederum zutreffend oder unzutreffend sein. Hieraus ergeben sich fünf Antwortenkombinationen A - E. Der Kennbuchstabe der richtigen Kombination ist zu vermerken.

---

* siehe auch Ausklapptafel am Ende des Buches.

Antwort	Aussage 1	Aussage 2	Verknüpfung
A	richtig	richtig	richtig
B	richtig	richtig	falsch
C	richtig	falsch	-
D	falsch	richtig	-
E	falsch	falsch	-

D Aussagenkombination

Bei diesem Aufgabentyp werden mit arabischen Ziffern
(1 - 5) zu einem bestimmten Sachverhalt mehrere Frage-
stellungen gemacht, von denen jede einzelne zutreffend
oder unzutreffend sein kann. Darunter sind mit Buchstaben mehrere Aussagenkombinationen vermerkt, von denen nur eine zutreffend ist. Der entsprechende Kennbuchstabe ist anzugeben.

F Aufgaben mit Fallbeschreibung

Einige Aufgaben enthalten praktische Fallbeschreibungen.
Im Anschluß an das Fallbeispiel werden - analog zum
Fragentyp A1 oder D - verschiedene Feststellungen getroffen, von denen eine oder - im Fall D - mehrere zutreffend sind. Der Kennbuchstabe dieser Richtig-Antwort
ist zu vermerken.

Die richtigen Lösungen finden sich am Ende der Fragensammlung (S. 158).

1. Neurosen

A. Allgemeiner Teil

1.001   13.1   Fragentyp A1

Welche Aussage trifft zu?
Eine Konfliktreaktion ist

A. ein enttäuschendes Erlebnis in der früheren Kindheit

B. ein konfrontierendes Vorgehen des Psychotherapeuten
   auf die Übertragungsneurose des Patienten

C. eine Abgrenzungsstrategie des psychosozialen Umfeldes
   gegenüber einem Neurosekranken

D. ein immer wiederkehrendes Abwehrverhalten eines Neurosekranken

E. eine inadäquate Verarbeitung widersprüchlicher
   Strebungen

1.002   13.2.1   Fragentyp A2

Welche Aussage trifft <u>nicht</u> zu?
Wesentlicher Teil der tiefenpsychologischen Neurosen-
lehre ist das "Unbewußte".
Dabei wird angenommen:

A. Das Unbewußte ist ebenso wie das sog. Vorbewußte
   Teil eines funktionellen Modells psychischer Prozesse.

B. Das Unbewußte wird vom Lustprinzip bestimmt (sog.
   Primärprozeß) - im Gegensatz zum Realitätsprinzip
   (sog. Sekundärprozeß).

C. Durch Abwehrmechanismen ins Unbewußte verdrängte
   Tendenzen bilden den Ausgangspunkt für neurotische
   Entwicklungen.

D. In psychischen Krankheitszuständen werden Motive des
   Unbewußten wirksam.

E. Der Zugang zum Unbewußten wird erreicht durch hin-
   reichende Selbstkritik und gezielte Hinwendung der
   Aufmerksamkeit.

1.003   13.2.1   Fragentyp A2

Welche Aussage trifft <u>nicht</u> zu?
Unter Abwehrmechanismen versteht man bestimmte, bei
jedem Menschen, insbesondere aber in Neurosen vorkom-
mende Versuche, innere und äußere Konflikte zu bewäl-
tigen. Beispiele dafür sind:

A. Verdichtung

B. Rationalisierung

C. Verdrängung

D. Verkehrung ins Gegenteil (Reaktionsbildung)

E. Projektion

1.004   13.2.1   Fragentyp D

Wenn eine Konfliktspannung die Tragfähigkeit des Betroffenen übersteigt, kann eine Entlastung durch folgende
Abwehrmechanismen erfolgen?

1) Verschiebung

2) Isolierung

3) Frustration

4) Ödipale Abwehr

5) Vermeidung

Wählen Sie bitte die zutreffende Aussagenkombination.

A. Nur 1 und 2 sind richtig

B. Nur 1 und 5 sind richtig

C. Nur 1, 2 und 5 sind richtig

D. Nur 2, 3, 4 und 5 sind richtig

E. Alle Aussagen sind richtig

1.005   13.2.1   Fragentyp A1

Welche Aussage trifft zu?
Sekundärer Krankheitsgewinn bedeutet

A. ein bewußtes, tendenziöses Vortäuschen von Symptomen

B. eine vornehmlich unbewußt hinzugewonnene Zweiterkran-
   kung

C. eine über das eigentliche Therapieziel hinausgehende
   Besserung

D. eine größere Aufmerksamkeit, Anerkennung und Geltung
   im sozialen Umfeld

E. eine Konversionsreaktion in späteren Lebensabschnitten

1.006	13.2	Fragentyp A1

Welche Aussage trifft zu?
Die Diagnostik von Neurosen kann mit Schwierigkeiten
verbunden sein. Wie sieht das am ehesten geeignete Vorgehen aus?
Neurosen werden diagnostiziert

A. durch Ausschluß organischer Erkrankungen und endogener Psychosen

B. anhand ihres spezifischen Beschwerdebildes

C. aufgrund der Kriterien: Symptomatik und Genese

D. aufgrund einer in der Anamnese erkennbaren auffälligen Lebensentwicklung

E. verläßlich nur durch Verwendung gezielter psycho-
   logischer Testverfahren

1.007 1.009	13.2	
1.008 1.010	18.1	Fragentyp B

Ordnen Sie bitte jedem der in Liste 1 genannten Begriffe die zutreffende Definition in Liste 2 zu.

Liste 1

1.007 Psychoanalyse

1.008 Tiefenpsychologie

1.009 Psychodynamik

1.010 Psychotherapie

Liste 2

A. Gesamtheit der psychologischen Annahmen zur Erklärung und Veränderung von Verhalten, soweit sie in der Psychiatrie Anwendung finden

B. Charakterisierung der Befinden, Erleben und Handeln bestimmenden innerpsychischen und/oder interaktionellen Prozesse bei einem Individuum oder einer Gruppe, meist von einem tiefenpsychologischen Theoriehintergrund aus gesehen

C. Sammelbegriff für die Behandlung von Befindlichkeits- und Verhaltensstörungen mit psychologischen Mitteln, wobei Methoden unterschiedlicher theoretischer Herkunft darunter zusammengefaßt werden

D. Sammelbegriff für psychologische Theorien, die Erleben und Verhalten durch die Annahme unbewußter Vorgänge erklären (Freud, Jung, Adler und spätere Weiterentwicklungen)

E. Auf Freud zurückgehende Theorie psychischer Störungen und die Praxis ihrer Behandlung

1.011	13.2	Fragentyp A2

Welche Aussage trifft nicht zu?
Nach psychoanalytischer Sicht wird eine Neurose charakterisiert durch

A. strukturelle Konflikte zwischen "Es" und "Ich" oder "Über-Ich" und "Ich" (Versuchungs- bzw. Versagenssituationen)

B. eine Internalisierung des Konflikts

C. eine meist in die Kindheit zurückreichende Genese

D. eine inadäquate Verarbeitung des Konflikts

E. einen Zusammenbruch der Abwehrmöglichkeiten gegenüber den mit der Konfliktsituation verbundenen Ängsten

1.012   13.2   Fragentyp A1

Welche Aussage trifft zu?
Lerntheoretische Analysen neurotischer Verhaltensweisen betonen ätiologisch <u>vor allem</u>

A. fehlgeleitete Konditionierungsprozesse im Rahmen der Patient-Umwelt-Beziehung

B. die Zielgerichtetheit neurotischen Verhaltens aufgrund des damit verbundenen Krankheitsgewinns

C. die traumatische Genese der meisten Neurosen

D. anregungsarme Milieubedingungen während der Kindheit

E. frühe Störungen der Informationsverarbeitung aufgrund von Teilleistungsschwächen im sensorischen Bereich

1.013   13.2   Fragentyp D

An der Entstehung von Neurosen können beteiligt sein:

1) Anlagefaktoren

2) Hirnorganische Faktoren (z.B. frühkindliche Hirnschädigung)

3) Hygienische Faktoren (z.B. bei einer Phobie)

4) Psychosoziale Faktoren

5) Iatrogene Einflüsse

Wählen Sie bitte die zutreffende Aussagenkombination.

A. Nur 4 ist richtig

B. Nur 1 und 2 sind richtig

C. nur 2, 3, und 5 sind richtig

D. Nur 1, 2, 4 und 5 sind richtig

E. Alle Aussagen sind richtig

1.014   13.2.1   Fragentyp A1

Welche Aussage trifft zu?
Nach der psychoanalytischen Theorie ist die zeitliche
Folge der Entwicklungsschritte:

A. Oral, anal, genital, ödipal

B. Oral, ödipal, genital, anal

C. Oral, anal, ödipal, genital

D. Oral, genital, anal, ödipal

E. Anal, oral, ödipal, genital

1.015   13.2   Fragentyp C

Das Erleben in der oralen Phase beeinflußt Charakter-
entwicklungen und Fehlentwicklungen,

<u>weil</u>

in dieser Phase maximale Abhängigkeit von der Mutter
(bzw. deren Ersatzperson), maximale psychische Unreife
und gleichzeitige maximale psychische Formbarkeit besteht.

1.016   13.2 f   Fragentyp C

Übertriebene Sauberkeitserziehung und unnötige strenge
Erziehung in der frühen Kindheit kann zu einer Störung
z.B. der Selbstbeherrschung und Selbstbestimmung, des
Gebens und Nehmens führen,

<u>weil</u>

in dieser analen Phase das Kind nicht nur gepflegt
werden will, sondern sich auch mit dem gegengeschlecht-
lichen Elternteil identifiziert.

1.017   13.2 f   Fragentyp A1
____

Welche Aussage trifft zu?
Der Ödipuskonflikt ist

A. eine ubiquitäre Durchgangsphase in der Entwicklung

B. eine Form der Triebabwehr

C. eine typische Störung in der genitalen Phase

D. eine Bezeichnung einer häufigen Neuroseform

E. eine charakteristische Phantasie Jugendlicher in der
   Pubertät

1.018   13.2 f   Fragentyp A1
____

Welche Aussage trifft zu?
Unter "Regression" versteht man:

A. Verbesserung der Realitätsanpassung eines Patienten
   im Verlauf einer Therapie

B. Residualzustand bei chronisch verlaufenden Neurosen

C. Rückzug auf eine frühere Entwicklungsstufe zur Abwehr der mit einem aktuellen Konflikt verbundenen
   Angst

D. Rückbildung der psychischen Leistungsfähigkeit

E. Reifungsverzögerung bei neurotischen Patienten, vor
   allem hinsichtlich ihrer psychischen Entwicklung

1.019   13.2 f   Fragentyp D

Neurosen sind gekennzeichnet durch

1) Unsicherheit

2) Gedächtnisstörungen

3) Leistungsinsuffizienz

4) Sperrung

5) Depersonalisation

Wählen Sie bitte die zutreffende Aussagenkombination.

A. Nur 4 ist richtig

B. Nur 1 und 3 sind richtig

C. Nur 2, 4 und 5 sind richtig

D. Nur 1, 2, 3 und 4 sind richtig

E. Alle Aussagen sind richtig

1.020   13.2 f   Fragentyp A2

Welche Aussage trifft nicht zu?
Zur möglichen Symptomatik von Neurosen gehört:

A. Kontrollzwang

B. Klaustrophobie

C. Hypochondrische Befürchtungen

D. Verarmungswahn

E. Derealisation

1.021   13.2 f   Fragentyp D

Typische neurotische Symptome können sein:

1) Nächtliche Angstzustände mit vegetativen Begleit-
   reaktionen

2) Asymmetrische schlaffe Lähmungen

3) Kontaktstörungen bei deutlichen Störungen der Sprach-
   und Intelligenzentwicklung

4) Vornehmlich funktionelle Organbeschwerden

Wählen Sie bitte die zutreffende Aussagenkombination.

A. Nur 1 ist richtig

B. Nur 4 ist richtig

C. Nur 1 und 3 sind richtig

D. Nur 1 und 4 sind richtig

E. Nur 2 und 4 sind richtig

1.022   13.2 f   Fragentyp D

Symptomneurosen

1) weisen neben unspezifischen psychischen Störungen
   auch Symptome auf, die für die jeweilige Neuroseform spezifisch sind

2) treten vermehrt nach dem 45. Lebensjahr auf

3) neigen zur Chronifizierung

4) können sich auch in Organbeschwerden äußern

Wählen Sie bitte die zutreffende Aussagenkombination.

A. Nur 2 ist richtig

B. Nur 2 und 4 sind richtig

C. Nur 1 und 4 sind richtig

D. Nur 1, 2 und 4 sind richtig

E. Nur 1, 3 und 4 sind richtig

1.023   13.2 f   Fragentyp D

Prüfen Sie bitte folgende Aussagen über die Charakterneurose:

1) Bei Charakterneurosen bilden die vielfältigen Ab-
   wehrformen eine mehr aufeinander abgestimmte Ganz-
   heit.

2) Charakterneurosen sind in der Regel nicht Ich-fremd.

3) Menschen mit einer Charakterneurose reagieren im Vergleich zu Neurosekranken weniger mit psychischen und
   somatischen Symptomen.

4) Charakterneurosen weisen weniger Angst und Therapie-
   motivation als andere neurotische Krankheitsbilder
   auf.

5) Die Einwicklung einer Charakterneurose hängt nahezu
   nur von Umweltbezügen ab.

Wählen Sie bitte die zutreffende Aussagenkombination.

A. Nur 1 ist richtig

B. Nur 1 und 3 sind richtig

C. Nur 1, 2, 4 und 5 sind richtig

D. Nur 1, 2, 3 und 4 sind richtig

E. Alle Aussagen sind richtig

1.024   13.2
                         18.1   Fragentyp A1

Symptomwechsel ist

A. ein Neurosenverlauf mit abnehmender psychopathologi-
   scher Intensität

B. der Übergang von einer schizoiden Charakterneurose
   zur Schizophrenie

C. ohne längere Beobachtung der Neurose häufig Anlaß
   zu Fehlbeurteilungen

D. ein Vorbote der psychotischen Dekompensation eines
   Neurosekranken

E. ein Zeichen einer Regression der Neurose in Zeiten
   zunehmend belastender Lebensumstände

1.025   13.2
                         18.1   Fragentyp A2
____

Welche Aussage trifft <u>nicht</u> zu?
Über den Verlauf von Neurosen lassen sich folgende Aussagen machen:

A. Eine neurotische Symptomatik wird in der Regel mit
   fortschreitendem Lebensalter ausgeprägter.

B. Bei Neurosen können Spontanremissionen auftreten,
   das heißt Besserungen ohne gezielte therapeutische
   Intervention.

C. In einem Teil der Fälle kommt es bei Neurosen zu
   einem Residualzustand.

D. Bei Neurosen kann ein Symptomwandel beobachtet werden, das heißt der Übergang von einer neurotischen
   Symptomatik zu einer anderen.

E. Neurosen können zur Invalidität führen.

B. Spezielle Formen

a) Psychovegetatives Syndrom

1.026   11, 13.4   Fragentyp A2

Welche Aussage trifft <u>nicht</u> zu?
Synonym mit der Diagnose psychovegetatives Syndrom wird
gebraucht:

A. Neurasthenisches Syndrom

B. Neurozirkulatorische Dystonie

C. Konversionsreaktion

D. Psychasthenisches Versagen

E. Vegetative Dystonie

1.027   11, 13.2   Fragentyp D

Ein psychovegetatives Syndrom kann auftreten nach

1) chronischer Konfliktkonstellation
2) Arbeitsüberlastung
3) körperlicher Überforderung
4) akuter seelischer Überforderung
5) Unterernährung

Wählen Sie bitte die zutreffende Aussagenkombination.

A. Nur 2 und 3 sind richtig

B. Nur 2, 3 und 5 sind richtig

C. Nur 1 und 3 sind richtig

D. Nur 1, 4 und 5 sind richtig

E. Alle Aussagen sind richtig

1.028   11   Fragentyp D

Psychovegetative Störungen treten auf

1) bei Angstneurose

2) bei Prädelir

3) bei Herzneurose

4) bei unphysiologischer Dauerbeanspruchung des Organismus

5) bei Infektionskrankheiten

Wählen Sie bitte die zutreffende Aussagenkombination.

A. Nur 4 ist richtig

B. Nur 1, 2 und 4 sind richtig

C. Nur 3 und 4 sind richtig

D. Nur 2 und 3 sind richtig

E. Alle Aussagen sind richtig

1.029   11, 13.1.2   Fragentyp A1

Welche Aussage trifft zu?
Patienten mit psychovegetativen Störungen leiden häufig
unter

A. Orientierungsstörungen

B. Reizbarkeit und Lustlosigkeit

C. Zwangsdenken

D. Flimmerskotome und Doppelbilder

E. Keine Aussage trifft zu

1.030		
1.031	11, 13.3.5	Fragentyp B

Ordnen Sie bitte den aufgeführten neurotischen Störungen der Liste 1 das dazugehörige Beispiel aus Liste 2 zu.

Liste 1

1.030 Psychovegetatives Erschöpfungssyndrom

1.031 Konversionsreaktion

Liste 2

A. "Lähmung" der Beine, als Symbol dafür, daß "es nicht mehr weitergeht"

B. Angst an einer Rückenmarkserkrankung zu leiden

C. Bewußtseinseintrübung

D. Angst vor dem nächsten Herzanfall

E. Reizbarkeit, Konzentrationsschwäche

1.032	13.1.2	Fragentyp F

Eine 30jährige Patientin arbeitet zugleich in ihrem Beruf, im Haushalt und in der eigenen Landwirtschaft. Sie leidet unter Schlaflosigkeit, Konzentrationsschwäche und Reizbarkeit.
Die wahrscheinliche Diagnose ist:

A. Zwangsneurotische Entwicklung

B. Psychovegetatives Syndrom

C. Beginnendes manisches Syndrom

D. Asthenische Persönlichkeit

E. Vorstadium einer Schizophrenie

1.033	11, 13.2 f	Fragentyp D

Zur Behandlung des psychovegetativen Syndroms kann gehören:

1) Physikalische Behandlung

2) Autogenes Training

3) Befristete Gabe von Tranquilizern

4) Bearbeitung pathogener Konflikte im ärztlichen Gespräch

5) Freizeitplanung

Wählen Sie bitte die zutreffende Aussagenkombination.

A. Nur 3 und 4 sind richtig

B. Nur 1, 4 und 5 sind richtig

C. Nur 1, 2 und 3 sind richtig

D. Nur 2, 3, 4 und 5 sind richtig

E. Alle Aussagen sind richtig

1.034   12.3.4   Fragentyp C
____

Bei der Behandlung des psychovegetativen Syndroms sollte
der Arzt mit einer medikamentösen Therapie (Tranquilizer)
zurückhaltend sein,

weil

durch die Tranquilizer eine Medikamentenabhängigkeit
entstehen kann.

1.035   11   Fragentyp C
____

Bei der Behandlung des psychovegetativen Syndroms sollte
der Arzt mit einer medikamentösen Therapie (Neuroleptica)
zurückhaltend sein,

weil

durch Neuroleptica eine Medikamentenabhängigkeit entstehen kann.

b) Konversionsreaktionen

1.036	13.3.5	Fragentyp A1

Welche Aussage trifft zu?
In der Tiefenpsychologie bedeutet der Begriff Konversion

A. Umwandlung von Triebenergie in produktives Handeln

B. Bewußtmachung unbewußter Gefühlsinhalte in der Psychotherapie

C. Wahrnehmung von eigenen Affekten in einer anderen Person statt im eigenen Ich

D. Simulation einer körperlichen Krankheit

E. Umsetzung eines psychischen Konfliktes in körperliche Symptome

1.037	13.3.5	Fragentyp D

Die Symptomatik einer Konversionsreaktion kann bestehen in

1) Lähmung beider Beine

2) Aphonie

3) Sehstörungen

4) Anfall mit Hinstürzen

5) Waschzwang

Wählen Sie bitte die zutreffende Aussagenkombination.

A. Nur 5 ist richtig

B. Nur 1 und 4 sind richtig

C. Nur 2 und 3 sind richtig

D. Nur 1, 2, 3 und 4 sind richtig

E. Alle Aussagen sind richtig

c) Angstneurosen und Phobien

1.038	13.2	Fragentyp A1

Welche Aussage trifft zu?
Neurotische Angst ist

A. Realangst (Reaktion auf Katastrophen und Gefahren-
   situationen)

B. Binnenangst (Reaktion auf ungelöste Konflikte)

C. Existenzangst (Verlust naturhafter Geborgenheit)

D. Vitalangst (Reaktion auf lebensbedrohliche Erkrankung)

E. Alle Aussagen sind richtig

1.039	13.3 f	Fragentyp A1

Welche Aussage trifft zu?
Wichtige Symptome einer Herzphobie (Herzneurose) sind

A. anfallsweise auf das Herz bezogene auftretende
   elementare Angstzustände

B. Kontrollieren der Herzfunktion (Pulsfühlen) bei
   Zwangsneurose

C. Dominieren kardialer Symptomatik bei endogener
   Depression

D. Furcht vor Rezidiv nach Herzinfarkt

E. mögliche Ausprägung eines hypochondrischen Wahns

1.040	13.2 f	Fragentyp D

Angst kann auftreten bei

1) Herzphobie (Herzneurose)
2) Zwangsneurose
3) akutem Stadium der Schizophrenie
4) endogener Depression (Melancholie)
5) Angstneurose

Wählen Sie bitte die zutreffende Aussagenkombination.

A. Nur 5 ist richtig
B. Nur 1, 2, 4 und 5 sind richtig
C. Nur 2, 3 und 5 sind richtig
D. Nur 3, 4 und 5 sind richtig
E. Alle Aussagen sind richtig

1.041	13.3 f	Fragentyp A2

Welche Aussage trifft nicht zu?
Als typische Beschwerden können von einem Patienten mit
Herzphobie (Herzneurose) angegeben werden:

A. Vernichtungs- und Todesangst
B. Schweres Druck- und Beklemmungsgefühl in der Herz-
   gegend
C. Ohnmachtsgefühl
D. Asthmatische Atemnot
E. Schweißausbruch, Schwindel

1.042 13.042	13.3.4	Fragentyp B

Ordnen Sie den aufgeführten Phobien der Liste 1 das entsprechende Beispiel der Liste 2 zu.

Liste 1

1.042 Agoraphobie
1.043 Klaustrophobie

<u>Liste 2</u>

A. Angst vor freien Plätzen

B. Angst zu erröten

C. Angst vor engen Räumen

D. Angst vor einer Blutkrankheit

E. Angst vor Spinnen

1.044   13.2 f   Fragentyp A1

Welche Aussage trifft zu?
Bei der Herzphobie (Herzneurose) ist psychodynamisch
besonders wichtig:

A. Mangel an Geborgenheit

B. Trennungskonflikte

C. Übertriebene Reinlichkeitserziehung im Kleinkindes-
   alter

D. Mangelndes Akzeptieren der Geschlechtsrolle

E. Keine der Aussagen trifft zu

1.045   13.2   Fragentyp D

Lerntheoretisch kann die Entstehung einer Phobie er-
klärt werden durch

1) Klassische Konditionierung

2) Operante Konditionierung

3) Modellernen

4) Kontingenzlernen

5) Kontingente Verstärkung

Wählen Sie bitte die zutreffende Aussagenkombination.

A. Nur 1 und 3 sind richtig

B. Nur 1, 2 und 5 sind richtig

C. Nur 2, 3 und 4 sind richtig

D. Nur 1, 2, 3 und 5 sind richtig

E. Alle Aussagen sind richtig

1.046	13.3 f	Fragentyp A1

Welche Aussage trifft zu?
Angstneurosen und Phobien können Folge sein von

A. Annäherungs-Vermeidungs-Konflikt

B. Es-Über-Ich-Konflikt

C. Anlagefaktor

D. abgewehrte Triebimpulse

E. Alle Aussagen sind richtig

1.047	13.3 f	Fragentyp C

Bei einem Patient mit Herzphobie (Herzneurose) reicht
im akuten Zustand häufig schon die Anwesenheit des
Arztes zur Sedierung aus,

weil

schon aufgrund des klinischen Aspektes zwischen Herzphobie (Herzneurose) und organischen Herzerkrankungen
(Coronarinsuffizienz, Reizleitungsstörung oder Myokard-
erkrankung) zuverlässig unterschieden werden kann.

1.048	13.3.1	Fragentyp D

Zur Behandlung schwerer Angstneurosen können folgende
Therapieverfahren angewendet werden:

1) Medikamentöse Behandlung (z.B. Tranquilizer)

2) Entspannungsverfahren

3) Gruppentherapie

4) Stereotaxie

5) Verhaltensmodifikation

Wählen Sie bitte die zutreffende Aussagenkombination.

A. Nur 1 und 4 sind richtig

B. Nur 2, 3 und 5 sind richtig

C. Nur 1, 2 und 3 sind richtig

D. Nur 1, 2, 3 und 5 sind richtig

E. Alle Aussagen sind richtig

d) Depressive Reaktionen und Neurosen

1.049   13.1 f   Fragentyp A1
____

Welche Aussage trifft zu?
Wodurch unterscheiden sich depressive Reaktion und depressive Neurose?

A. Es bestehen keine Unterschiede; beide Bezeichnungen
   werden synonym gebraucht.

B. Depressive Reaktion: im allgemeinen akuter Konflikt;
   depressive Neurose: im allgemeinen weiter zurück-
   liegende Konfliktkonstellation.

C. Bei der depressiven Reaktion ist vor allem die Stim-
   mung beeinträchtigt, körperliche Symptome treten hier
   nicht auf.

D. Die Probleme sind bei der depressiven Reaktion ein-
   fühlbar, bei der depressiven Neurose nicht mehr.

E. Beide unterscheiden sich hinsichtlich des Grades
   an Suicidalität.

1.050   13.2   Fragentyp A2
____

Welche Aussage trifft nicht zu?
Folgende Symptome können bei neurotischer Depression
vorkommen:

A. "Versteinerung" im affektiven Ausdruck

B. Aggressive Impulse gegenüber der Umwelt

C. Selbstvorwürfe

D. Schuldwahn

E. Psychovegetative Störungen

| 1.051 | 13.2 f | Fragentyp A2 |

Welche Aussage trifft _nicht_ zu?
Als ätiologische Faktoren bei der neurotischen Depression werden diskutiert:

A. Chronische Verstärkerdefizite

B. Erfahrungen erlernter Hilflosigkeit

C. Störungen der Objektbeziehungen in der oralen Entwicklungsphase

D. Negative kognitive Schemata

E. Verzögerungen in der sexuellen Entwicklung

| 1.052 | 13.2 f | Fragentyp A2 |

Welche Aussage trifft _nicht_ zu?
In der Therapie depressiver Neurosen ist indiziert:

A. Kognitive Therapie des Denkstils des Patienten

B. Stützende Suggestion von Zufriedenheit

C. Medikamentöse Behandlung mit Thymoleptica

D. Psychoanalytische Bearbeitung der Übertragungsbeziehung

E. Verhaltenstherapie mit graduell gesteigerten Erfolgserfahrungen

e) Hypochondrische Fehlhaltung

| 1.053 | 13.2 f | Fragentyp A1 |

Welche Aussage trifft zu?
Das Wort "hypochondrisch" charakterisiert

A. die Einstellung des Patienten mit einem psychovegetativen Syndrom

B. Patienten mit psychosomatischen Erkrankungen überhaupt

C. die körperlichen Symptome bei Neurosen

D. organisch nicht begründete Krankheitsängste

E. die Grundhaltung von Patienten mit einer Konversionssymptomatik

1.054   13.2 f   Fragentyp A1

Welche Aussage trifft zu?
Hypochondrische Befürchtungen beziehen sich vorwiegend
auf

A. das Herz

B. den Magen-Darm-Trakt

C. Harn- und Geschlechtsorgane

D. Gehirn und Rückenmark

E. Alle genannten Körperbereiche können berührt sein

1.055   13.2 f   Fragentyp D

Sind bei einem Patienten hypochondrische Klagen zu beobachten, so ist differential-diagnostisch zu denken an

1) eine hirnorganische Erkrankung

2) eine neurotische Fehlhaltung

3) eine Schizophrenie

4) eine endogene Depression

Wählen Sie bitte die zutreffende Aussagenkombination.

A. Nur 2 ist richtig

B. Nur 1 und 2 sind richtig

C. Nur 2, 3 und 4 sind richtig

D. Nur 1, 2 und 4 sind richtig

E. Alle Aussagen sind richtig

1.056   13.2 f   Fragentyp A2
____

Welche Aussage trifft <u>nicht</u> zu?
In der Behandlung von Patienten mit hypochondrischen
Befürchtungen ist es angebracht,

A. dem Patienten insgesamt zu mehr Selbstsicherheit zu
   verhelfen

B. eine organische Erkrankung sorgfältig auszuschließen

C. den Patienten durch eine anfängliche Placebo-Verord-
   nung für eine anschließende Psychotherapie zu motivieren

D. die Möglichkeit einer iatrogenen Verstärkung der
   Symptomatik zu beachten

E. auf lange Sicht den Stellenwert der Aufmerksamkeit
   auf den eigenen Körper im Gesamterleben zu reduzieren

f) Entfremdung

1.057   10.2.9
                           13.2 f   Fragentyp D
____

Zu Entfremdungserlebnissen können gehören:

1) Verlust des Gefühls der Meinhaftigkeit

2) Deprivation

3) Derealisation

4) Depersonalisation

5) Illusion

Wählen Sie bitte die zutreffende Aussagenkombination.

A. Nur 2 und 3 sind richtig

B. Nur 1, 2 und 4 sind richtig

C. Nur 1, 3 und 4 sind richtig

D. Nur 2, 3 und 4 sind richtig

E. Alle Aussagen sind richtig

1.058   3.5
                         13.2   Fragentyp A1

Welche Aussage trifft zu?
Ein Patient gibt an, daß er seine Beine fremdartig, nicht
zum eigenen Ich gehörig, empfindet.
Dieses Phänomen nennt man:

A. Depersonalisation

B. Derealisation

C. Coenaesthesie

D. Dysaesthesie

E. Desintegration

1.059   3.5
                         13.2   Fragentyp A1

Welche Aussage trifft zu?
Ein Kranker berichtet darüber, daß sein Erleben sich
verändert habe. Es sei ihm fremdartig geworden, als
ob es nicht mehr zu ihm selber gehöre.
Dieses Depersonalisationssyndrom spricht am ehesten
für

A. eine schizophrene Erkrankung

B. eine manische Phase

C. eine depressive Phase

D. einen asthenischen Psychopathen

E. Eine diagnostische Zuordnung ist nicht möglich

g) Zwangsneurosen

1.060	3.6	
	13.3.3	Fragentyp A2

Welche Aussage trifft <u>nicht</u> zu?
Zwang kann auftreten bei

A. abnormen Persönlichkeitsentwicklungen

B. Depressionen

C. Manien

D. Schizophrenien

E. Hirnkrankheiten

1.061	3.6	
	13.3.3	Fragentyp A2

Welche Aussage trifft <u>nicht</u> zu?
Zwangsphänomene können sein:

A. Befehlsautomatie

B. Eine immer wieder sich aufdrängende Vorstellung,
   einem Angehörigen könnte etwas passiert sein

C. Auftretende Schuldgefühle und Ängste bei häufig
   wiederkehrenden Impulsen, jemanden mit einem Messer
   zu töten

D. Unaufhörliches Händewaschen

E. Übertriebenes Kontrollieren von Gashähnen, Licht-
   schaltern oder Türschlössern

1.062	3.6	
	13.3	Fragentyp A2

Welche Aussage trifft <u>nicht</u> zu?
Beim Waschzwang

A. drängen sich dem Patienten Handlungsimpulse auf,
   sich immer wieder zu waschen

B. wird ein Zwangszeremoniell eingehalten, dessen Unterlassung Angst hervorruft

C. kommt es häufig beim Waschen zu einem der Situationen
   unangemessenen Zwangslachen

D. kann es zu schweren Schädigungen der Haut kommen

E. werden die Zwangshandlungen vom Betreffenden als
   übertrieben beurteilt

1.063	3.6	
	13.3	Fragentyp C

Der Zwangsneurotiker wehrt sich ohne Erfolg gegen
Zwangsvorstellungen, -impulse oder -handlungen,

weil

der Zwangsneurotiker nur durch erneute Zwänge die Angst
unterdrücken kann, die bei der Unterlassung des Zwangs
entsteht.

1.064	3.6	
1.065	13.3 f	Fragentyp B

Ordnen Sie den aufgeführten Neurosen der Liste 1 die
entsprechenden typischen Merkmale aus Liste 2 zu.

Liste 1

1.064 Zwangsneurose

1.065 Phobie

Liste 2

A. Bewußtseinsnahe zweckgerich-
   tete Ausweich- oder Entschä-
   digungstendenz

B. Nicht unterdrückbare und ver-
   drängbare Denkinhalte oder
   Handlungsimpulse

C. Abnorme oder krankhafte Trau-
   erreaktion nach schwerem Verlust

D. Verlust des selbstverständ-
   lichen lebendigen Bezugs und
   der Meinhaftigkeit

E. Bei bestimmten Situationen
   oder Objekten unweigerlich
   auftretende Angst

1.066   3.6
         13.2 f   Fragentyp A1

Welche Aussage trifft zu?
Eine Patientin leidet unter erheblichen Angstzuständen,
wenn sie nicht täglich 2- bis 3mal die Fenster putzt.
Die wahrscheinlichste der genannten Diagnosen ist:

A. Hypochondrie

B. Phobie

C. Angstneurose

D. Hysterie

E. Zwangsneurose

1.067   3.6
         13.2 f   Fragentyp A1

Welche Aussage trifft zu?
Eine typische Entstehungsbedingung einer Zwangsneurose
ist:

A. Verdeutlichungstendenz

B. Körperliche und seelische Überforderung

C. Strenge Reinlichkeitserziehung

D. Auf den Organismus selektiv gerichtete Aufmerksamkeit

E. Hysterische Persönlichkeitsstruktur

1.068   3.6
         13.2 f   Fragentyp A1

Welche Aussage trifft zu?
Zwangserscheinungen können in typischer Weise

A. zu Wahninhalten führen

B. eine Denksperre hervorrufen

C. sich ständig wiederholen

D. eine Amnesie hinterlassen

E. zur Indolenz führen

h) Anorexie

1.069 13.2 f Fragentyp F

Ein 17jähriges Mädchen kommt auf Drängen der sie beglei-
tenden Eltern zum Arzt. Sie beschreibt eine seit etwa
2 Jahren bestehende Amenorrhoe und Gewichtsabnahme. Im
Gespräch zeigt sich ein ablehnend-mißtrauisches Verhalten. Erst durch Befragen sind eine seit 1 Jahr bestehende Abführmitteleinnahme und ein ehrgeiziger sportlicher
Bewegungsdrang (Radfahren, Schwimmen) zu erfahren.
Welche Diagnose würden Sie zunächst stellen?

A. Endokrines Psychosyndrom

B. Konsekutive Elektrolytentgleisungen

C. Konsumierende Tuberkulose

D. Sheehan-Syndrom

E. Anorexia nervosa

1.070 13.2 f Fragentyp A2

Welche Aussage trifft nicht zu?
Bei der Anorexia nervosa

A. kann es zu Todesfällen kommen

B. werden überwertige Prinzipien bezüglich der "schlan-
ken Linie" angeführt

C. kann man die Erkrankung auch als Ausdruck einer
"Familienneurose" auffassen

D. findet man bevorzugt hysterische Persönlichkeits-
strukturen

E. erkranken weibliche Patienten ca. 20mal häufiger als
männliche

1.071   13.2 f   Fragentyp C

Die Magersuchtkranken streben einerseits die Nahrungs-
aufnahme als Triebbefriedigung (Hunger) an und lehnen
sie gleichzeitig wegen der possessiven Komponente des
Essens (sich einverleiben, in Besitz nehmen) ab,

weil

in diesem Konflikt sinnbildlich die ambivalente Beziehung gegenüber beiden Eltern reaktualisiert wird.

1.072   13.2 f   Fragentyp D

Zur Therapie der Anorexia nervosa kann (können) gehören:

1) Ernährung mit der Nasen-Magen-Verweilsonde

2) Hormonbehandlung

3) Verhaltenstherapie (Eßtraining)

4) Konfliktzentrierte Psychotherapie

5) Eine Phenothiazinmedikation

Wählen Sie bitte die zutreffende Aussagenkombination.

A. Nur 4 ist richtig

B. Nur 2, 3 und 5 sind richtig

C. Nur 1, 2, 3 und 5 sind richtig

D. Nur 1, 3, 4 und 5 sind richtig

E. Alle Aussagen sind richtig

i) Rentenneurose

1.073   13.2 f   Fragentyp D

Für die Rentenneurose (traumatische Neurose) gilt:

1) Es handelt sich fast immer um eine bewußtseinsnahe
   Reaktion.

2) Das Trauma ist nicht Ursache, sondern Anlaß der
   Neurose.

3) Unzufriedenheit mit der beruflichen Situation findet
   sich anamnestisch meist schon für einen früheren
   Zeitraum.

4) Die Symptomatik knüpft oft an frühere tatsächliche
   Beschwerden an.

Wählen Sie bitte die zutreffende Aussagenkombination.

A. Nur 1 und 2 sind richtig

B. Nur 1 und 3 sind richtig

C. Nur 3 und 4 sind richtig

D. Nur 2, 3 und 4 sind richtig

E. Alle Aussagen sind richtig

C. Psychotherapie
(Methoden und Anwendung bei Neurosen)[*]

Die Psychoanalyse

1) ist eine von Freud entwickelte Untersuchungs- und Behandlungsmethode für psychisch, vor allem neurotisch Kranke

2) schuf wichtige Voraussetzungen für die Entwicklung anderer Psychotherapieverfahren

3) führt neurotische Konflikte auf frühe entwicklungsgeschichtliche Wurzeln zurück

4) sieht eine Therapiemöglichkeit in der Freisetzung von Persönlichkeitsenergien, die bislang durch neurotische Abwehrmaßnahmen gebunden waren

5) bedient sich vornehmlich der Deutung, wobei der Therapeut abstrahiert und Konflikte in psychoanalytischer Sprache verständlich macht

Wählen Sie bitte die zutreffende Aussagenkombination.

A. Nur 1 ist richtig

B. Nur 1, 2 und 4 sind richtig

C. Nur 1, 2, 3 und 5 sind richtig

D. Nur 1, 2, 3 und 4 sind richtig

E. Alle Aussagen sind richtig

Welche Aussage trifft zu?
"Übertragung" bezeichnet

A. Übersprungshandlungen bei hoher affektiver Erregung

B. die Verlagerung von Affekten gegenüber früheren Bezugspersonen auf den Therapeuten

---

[*] Hier die Methoden der Psychotherapie und deren Anwendung bei Neurosen. In den folgenden Kapiteln zur Psychotherapie bei anderen Krankheiten

C. den Symptomwandel von einem in ein anderes Erscheinungsbild der Neurose

D. die Generalisierung von traumatischen Erfahrungen
auf weitere Lebensbereiche

E. den Transfer von exemplarischen Lernerfahrungen
während einer Psychotherapie in den Alltag

1.076   18.2   Fragentyp D

Eine analytische Kurzpsychotherapie

1) versucht durch intensive Therapiesitzungen in dichter Folge von ca. 5 Wochenstunden eine kürzere Gesamttherapiedauer zu erreichen

2) umfaßt insgesamt 10 - 40 Behandlungsstunden

3) beschränkt sich auf die therapeutische Bearbeitung
des Hauptkonfliktes (Focus)

4) sieht durch wechselnde Focussierung ein Durcharbeiten der gesamten Persönlichkeitsproblematik vor

5) kann auch bei schweren neurotischen Störungen indiziert sein

Wählen Sie bitte die zutreffende Aussagenkombination.

A. Nur 1 ist richtig

B. Nur 2 und 3 sind richtig

C. Nur 2, 3 und 5 sind richtig

D. Nur 2, 3, 4 und 5 sind richtig

E. Alle Aussagen sind richtig

1.077   18.7   Fragentyp C

Das ärztlich-psychotherapeutische Gespräch hat die Aufgabe, gesunde Persönlichkeitsanteile aufzuspüren, zu
aktivieren und ist in medizinischer Hinsicht weniger
festgelegt,

weil

im verstehenden Gespräch alle Wege offengelassen werden.

1.078   18.3   Fragentyp A2

Welche Aussage trifft <u>nicht</u> zu?
In der klientenzentrierten Psychotherapie nach Rogers
(Gesprächspsychotherapie) werden als therapeutische
Verhaltensweisen angestrebt:

A. Echtheit und Selbstkongruenz seitens des Therapeuten

B. Bearbeitung des Übertragungswiderstandes beim
   Patienten

C. Verständnis des inneren Bezugssystems des Patienten

D. Nicht an Bedingungen geknüpfte Wertschätzung des
   Patienten

E. Verbalisierung der emotionalen Inhalte im Erleben
   des Patienten

1.079   18.6   Fragentyp A2

Welche Aussage trifft <u>nicht</u> zu?
Führende und stützende Psychotherapie auf längere Sicht
weist folgende Kennzeichen auf:

A. Sie erfordert eine Balance zwischen Stützung des
   Patienten und Förderung seiner Unabhängigkeit.

B. Sie besteht vor allem in der suggestiven Beeinflus-
   sung des Patienten.

C. Ihr Ziel ist es, das Selbstvertrauen des Patienten
   zu stärken und ihm bei der Lösung aktueller Schwierigkeiten zu helfen.

D. Ihre Voraussetzung ist eine tragfähige Arzt-Patient-
   Beziehung.

E. Sie ist von besonderer Bedeutung bei Patienten, bei
   denen eine Symptombeseitigung und eine Neuorientie-
   rung der Persönlichkeit nicht mehr erwartet werden
   kann.

1.080   18.5   Fragentyp A2

Welche Aussage trifft <u>nicht</u> zu?
Eine psychovegetative Entspannung kann unter Verzicht
auf Medikamente erreicht werden durch

A. Maßnahmen der physikalischen Therapie

B. Biofeedback-Verfahren

C. Progressive Relaxation (nach Jacobson)

D. eine Schlafkur

E. Autogenes Training (nach Schultz)

1.081   18.5   Fragentyp A2

Welche Aussage trifft nicht zu?

A. Hypnose ist ein fremdsuggestives Entspannungsverfahren in veränderter Bewußtseinslage.

B. Suggestivtherapien sind bei schizophrenen Ichstörun-
   gen kontraindiziert.

C. Autogenes Training ist ebenso wie Progressive Relaxation ein Entspannungsverfahren, das der Patient auch
   unabhängig vom Therapeuten anwenden kann.

D. Die konzentrative Bewegungstherapie will erreichen,
   daß der Patient das eigene Körperschema erfährt, um
   so zu einem gewandelten und gelasseneren Verhältnis
   des Körpers zur Außenwelt zu gelangen.

E. Das katathyme Bilderleben soll über Imaginationen
   bestimmter Situationen aus der eigenen Erfahrung
   zu einer guten körperlichen Entspannung führen.

1.082   18.5   Fragentyp A1

Welche Aussage trifft zu?
Unter "katathymem Bilderleben" versteht man

A. affektbestimmte Trauminhalte

B. wahnähnliche Erlebnisse im Rahmen paranoider Entwicklungen

C. die Vorstellung des phobischen Reizes während der
   Systematischen Desensibilisierung

D. ein psychotherapeutisches Verfahren, das mit indu-
   zierten Tagträumen arbeitet

E. während einer Hypnosebehandlung auftretende Wahrnehmungsstörungen

<table>
<tr><td>1.083</td><td>18.4</td><td>Fragentyp A2</td></tr>
</table>

Welche Aussage trifft <u>nicht</u> zu?
Grundlage verhaltenstherapeutischen Vorgehens ist die
Verhaltensanalyse. Sie ist unter anderem gekennzeichnet
durch

A. eine differenzierte qualitative und quantitative Beschreibung des Problems

B. das Erfassen der vom Patienten mit dem Problem verbundenen Handlungsregeln und Handlungspläne

C. das Erheben der Umweltbedingungen, die das problematische Verhalten kennzeichnen

D. das Herleiten des Problemverhaltens aus der Persönlichkeitsstruktur des Patienten

E. die Rekonstruktion der für die Entwicklung des
Problems bedeutsamen Lerngeschichte

<table>
<tr><td>1.084</td><td>18.4</td><td>Fragentyp A2</td></tr>
</table>

Welche Aussage trifft <u>nicht</u> zu?
Beispiele verhaltenstherapeutischer Methoden sind:

A. Selbstkontrollprogramme

B. Psychodrama

C. Systematische Desensibilisierung

D. Münzverstärkungssysteme

E. Selbstsicherheitstraining

<table>
<tr><td>1.085</td><td>18.4</td><td>Fragentyp A2</td></tr>
</table>

Welche Aussage trifft <u>nicht</u> zu?
In verschiedenen verhaltenstherapeutischen Methoden werden als wichtig für die therapeutische Wirkung angesehen:

A. Eine nur geringe Strukturierung der Therapie, damit
sich der Patient möglichst ungehindert entfalten kann

B. Eine stufenweise und so relativ angstfreie Annäherung
an das angestrebte Verhaltensziel

C. Kognitive Neubewertungen aufgrund neuer in der Therapie vermittelter Realerfahrungen

D. Das Einüben von Fertigkeiten, die den Patienten zu
   seinem eigenen Therapeuten machen

E. Lernprozesse, die durch eine systematische Veränderung der Konsequenzen von Verhalten eingeleitet werden

1.086   18.10   Fragentyp C

Die Familientherapie versucht das gesamte familiäre Feld
des Patienten einzubeziehen,

weil

nur so gleichsinnige Erkrankungen unter Angehörigen er-
faßt werden können.

1.087   18.9   Fragentyp D

Welche psychotherapeutischen Verfahren werden auch als
Gruppentherapie angewandt?

1) Klientenzentrierte Gesprächspsychotherapie

2) Psychoanalyse

3) Autogenes Training

4) Verhaltenstherapie

Wählen Sie bitte die zutreffende Aussagenkombination.

A. Nur 2 ist richtig

B. Nur 1 und 3 sind richtig

C. Nur 3 und 4 sind richtig

D. Nur 2, 3 und 4 sind richtig

E. Alle Aussagen sind richtig

1.088
1.089
1.090   18   Fragentyp B
____

Ordnen Sie bitte jeder der in Liste 1 genannten Inter-
ventionsmethoden das Therapieverfahren in Liste 2 zu,
in dem sie vor allem verwandt wird.

<u>Liste 1</u>

1.088 Reizüberflutung

1.089 Bearbeiten der Übertragung

1.090 Verbalisierung der emotionalen Inhalte des Er-
      lebens

<u>Liste 2</u>

A. Klientenzentrierte Gesprächspsychotherapie

B. Psychoanalyse

C. Autogenes Training

D. Verhaltenstherapie

E. Hypnose

1.091   18   Fragentyp A2
____

Welche Aussage trifft <u>nicht</u> zu?

A. Die Paartherapie versucht, die Interaktionen zwischen
   den Partnern mit ihren wechselseitigen Auswirkungen
   aufzuzeigen und zu bearbeiten.

B. Verhaltenstherapie wird sinnvoll nur in Einzeltherapie
   angewandt.

C. Bei der analytischen Gruppenpsychotherapie sind multi-
   laterale Übertragungsmöglichkeiten bedeutsam.

D. Im Psychodrama werden in szenischen Darstellungen
   charakteristische, problematische und unbewältigte
   Situationen eines Gruppenteilnehmers dargestellt und
   bearbeitet.

E. Familientherapie ist eine Möglichkeit, psychodynamische
   Zusammenhänge zwischen Familienangehörigen deutlich
   und bearbeitbar zu machen.

Welche Aussage trifft zu?
Während einer Psychotherapie von neurotischen Patienten
ist eine begleitende Behandlung mit Psychopharmaka

A. nur bei vorausgegangenem Medikamentenabuses kontraindiziert

B. grundsätzlich unangebracht, weil sie den Leidensdruck und damit die Motivation des Patienten mindert

C. nur in Krisensituationen angezeigt

D. abhängig von der Beurteilung der psychodynamischen
   Auswirkungen im Einzelfall

E. wegen der dadurch möglichen Beschleunigung der Behandlung in der Regel ratsam

2. Persönlichkeitsstörungen

Welche Aussage trifft zu?
Für Persönlichkeitsstörungen (Psychopathien) gilt, daß
sie

A. im Gegensatz zu den Neurosen, die umweltbedingt er-
   worben sind, ausschließlich anlagebedingt entstanden
   sind

B. stets mit kriminellem oder moralisch fragwürdigem
   Verhalten einhergehen

C. bei jedem Menschen vorkommen, da es keinen "normalen"
   Menschen gibt

D. bei Frauen häufiger behandlungsbedürftige Krisen auf-
   weisen

E. scharfe Grenzen (und daher leicht abgrenzbar sind) zu
   den Symptomneurosen und Pseudopsychopathien haben

Welche Aussage trifft nicht zu?
Folgende Bezeichnung wird zu einer näheren Charakterisierung einer Persönlichkeitsstörung verwandt:

A. Anankastisch

B. Sanguinisch

C. Sensitiv

D. Depressiv

E. Hyperthym

2.003   13.4.2   Fragentyp D

Für "abnorme" oder "psychopathische" Persönlichkeiten
gilt, daß sie

1) sich von den "normalen" Persönlichkeiten durch ihre
   geringe Möglichkeit zur Konfliktbewältigung unterscheiden

2) durch bestimmte dominierende charakterlogische Merkmale bestimmt sind

3) unter erheblichen Störungen im Erleben oder in den
   Umweltbeziehungen leiden

4) in ihrer Entwicklung auch von Umweltbezügen beeinflußt wurden

5) teilursächlich auch hirnorganisch bedingt sein
   können

Wählen Sie bitte die zutreffende Aussagenkombination.

A. Nur 2 und 3 sind richtig

B. Nur 1 und 4 sind richtig

C. Nur 2, 3 und 4 sind richtig

D. Nur 1, 2, 3 und 4 sind richtig

E. Alle Aussagen sind richtig

2.004   13.4 f   Fragentyp A1

Welche Aussage trifft zu?
Der Persönlichkeitsstörung ("Psychopathie") steht folgender Begriff am nächsten:

A. Organische Wesensänderung

B. Blande Psychose

C. Charakterneurose

D. Encephalopathie

E. Asoziales Verhalten

2.005	13.4.4	Fragentyp A1

Welche Aussage trifft zu?
Über den Verlauf der Persönlichkeitsstörungen ist zu
sagen, daß

A. sich mehrheitlich die Lebensbewältigung langfristig
   verbessert

B. früher oder später fast immer kriminelle Handlungen
   auftreten

C. nur während der Pubertät und im Klimakterium eine
   Krisenhäufung auftritt

D. es niemals zu Residualzuständen kommt

E. er nicht durch psychotherapeutische Maßnahmen be-
   einflußbar ist

2.006	13.4.5	Fragentyp A2

Welche Aussage trifft nicht zu?
Bei der Behandlung der Persönlichkeitsstörungen ("psy-
chopathischer" Persönlichkeiten)

A. ist eine langfristige psychoanalytische Therapie nur
   selten indiziert

B. ist häufig auf lange Sicht eine führende und stützende Behandlung erforderlich

C. sollte vor allem die aktuelle Konfliktsituation bearbeitet werden

D. ist die Beeinflußbarkeit der verschiedenen Persönlichkeitsstörungen sehr ähnlich

E. sind häufig soziotherapeutische und psychagogische
   Maßnahmen notwendig

2.007	13.4.1	Fragentyp A1

Welche Aussage trifft zu?
Ein typisches Merkmal für eine asthenische Persönlichkeit ist

A. auch körperlich empfundene Schwäche

B. sthenischer Stachel

C. konversionsneurotische Symptome

D. leptosomer Körperbau

E. konfliktreiches Sexualleben

2.008	13.4.1	Fragentyp A2

Welche Aussage trifft nicht zu?
Ein typisches Merkmal für eine sensitive Persönlichkeit
ist

A. Selbstunsicherheit

B. Empfindsamkeit

C. Reizbarkeit

D. Unentschlossenheit

E. mangelnde Durchsetzungsfähigkeit

2.009	13.4.1	Fragentyp A1

Welche Aussage trifft zu?
Ein typisches Merkmal für eine hysterische Persönlichkeit ist

A. Suche nach Aufmerksamkeit und Bewunderung

B. Wunsch nach Mitleid

C. Bedürfnis nach kurzfristigen und heftigen Erlebnissen

D. Sehnsucht nach starken personalen Kontakten

E. Alle Angaben treffen zu

2.010	13.4.1	Fragentyp A2

Welche Aussage trifft nicht zu?
Eine anankastische Persönlichkeitsstruktur ist gekennzeichnet durch

A. starkes Über-Ich

B. Eigensinn

C. Sparsamkeit

D. Betriebsamkeit

E. Pedanterie

2.011	13.4.1	Fragentyp A1

Welche Aussage trifft zu?
Ein typisches Merkmal für eine schizoide Persönlichkeit
ist

A. oberflächlich-heitere Grundstimmung

B. pessimistische Grundauffassung

C. hohe Schizophreniegefährdung

D. erhöhte Erschöpfbarkeit

E. Keine der Angaben trifft zu

2.012	13.4.1	Fragentyp A2

Welche Aussage trifft <u>nicht</u> zu?
Bei depressiven Persönlichkeiten findet man

A. vorwiegend eine Geborgenheits- und Verselbstständi-
gungsthematik und Aggressionsverdrängung

B. vorwiegend eine negative Wertung aller Lebenserfah-
rungen

C. häufig hinter der Maske scheinbarer Gelassenheit
und Ausgeglichenheit eine quälende, negative Lebens-
erwartung

D. beruflich eine solide und fleißige Arbeitshaltung

E. ein hohes Risiko, in Lebenskrisen an einer endogenen
Depression (Melancholie) zu erkranken

2.013 2.014	13.4.1	Fragentyp B

Ordnen Sie bitte den folgenden speziellen Formen der
Persönlichkeitsstörungen der Liste 1 die entsprechenden
typischen Eigenschaften aus Liste 2 zu.

<u>Liste 1</u>

2.013 Sensitive Persönlichkeit

2.014 Hysterische Persönlichkeit

Liste 2

A. Neigung zu Affektausbrüchen, Explosivität

B. Mangel an Durchsetzungsfähigkeit, Willensschwäche

C. Empfindlichkeit, Kränkbarkeit, Selbstunsicherheit

D. Geltungs- und Erlebnissucht

E. Übertriebene Genauigkeit und Skrupelhaftigkeit

2.015
2.016   13.4.1   Fragentyp B

Ordnen Sie bitte den folgenden speziellen Formen der
Persönlichkeitsstörungen der Liste 1 die entsprechenden
typischen Eigenschaften aus Liste 2 zu.

Liste 1

2.015 Anankastische Persönlichkeit

2.016 Hyperthyme Persönlichkeit

Liste 2

A. Geltungs- und Erlebnissucht

B. Sparsamkeit, übertriebene Genauigkeit

C. Betriebsamkeit, oberflächliche heitere Grundstimmung

D. Erhöhte Erschöpfbarkeit, Mangel and Spannkraft

E. Mißtrauen und Zwiespältigkeit in zwischenmenschlichen
   Beziehungen, Kontaktstörungen

2.017		
2.018	**13.4.1**	**Fragentyp B**

Ordnen Sie bitte den folgenden Formen der Persönlichkeitsstörungen der Liste 1 die entsprechenden typischen
Eigenschaften aus Liste 2 zu.

Liste 1

2.017 Asthenische Persönlichkeit

2.018 Schizoide Persönlichkeit

Liste 2

A. Oberflächliche, heitere Grundstimmung, Betriebsamkeit

B. Zwiespältigkeit und Mißtrauen in zwischenmenschlichen
Beziehungen, Kontaktstörungen

C. Willensschwäche, Mangel an Durchsetzungsfähigkeit

D. Mangel an Spannkraft, erhöhte Erschöpfbarkeit

E. Fanatismus, Rechthaberei, Unbelehrbarkeit

2.019	**13.1.2**	**Fragentyp A2**

Welche Aussage trifft <u>nicht</u> zu?
Typische Merkmale für eine Persönlichkeitsveränderung
durch Extrembelastung sind

A. Leistungsinsuffizienz

B. vegetative Störungen

C. depressive Verstimmung

D. chronische Angst

E. anankastische Kompensation

3. Sucht

a) Alkoholismus

3.001   12.2.1   Fragentyp A1

Welche Aussage trifft zu?
Die Häufigkeit des Alkoholismus in der Durchschnittsbevölkerung der Bundesrepublik beträgt ungefähr

A. unter 0,5%

B. 0,5 bis 1%

C. über 1 bis 3%

D. 4 bis 6%

E. über 6%

3.002   12.2.3   Fragentyp D

Die Alkoholtoleranz ist

1) abhängig von der Getränkeart (Bier, Schnaps, Wein)
2) interindividuell unterschiedlich
3) verändert bei gleichzeitiger Neurose
4) bei einer hirnorganischen Schädigung of herabgesetzt

Wählen Sie bitte die zutreffende Aussagenkombination.

A. Nur 1 und 2 sind richtig

B. Nur 1 und 3 sind richtig

C. Nur 2 und 4 sind richtig

D. Nur 1, 3 und 4 sind richtig

E. Alle Aussagen sind richtig

<table>
<tr><td>3.003</td><td>12.1.6</td><td>Fragentyp A1</td></tr>
</table>

Welche Aussage trifft zu?
Für eine körperliche Abhängigkeit bei Süchtigen spricht
eindeutig:

A. Intoxikation

B. Dosissteigerung

C. Kriminalität

D. Euphorie

E. Leberschädigung

<table>
<tr><td>3.004 3.006
3.005 3.007</td><td>12.2.2</td><td>Fragentyp B</td></tr>
</table>

Die Weltgesundheitsorganisation hat (in Anlehnung an
Jellinek) eine Typologie der Alkoholabhängigkeit vor-
geschlagen (Liste 2).
Ordnen Sie bitte jeder Aussage der Liste 1 den entsprechenden Begriff derListe 2 zu.

Liste 1

3.004 Süchtiger Trinker

3.005 Episodischer Trinker

3.006 Gelegenheits- bzw. Verführungstrinker

3.007 Konflikttrinker

Liste 2

A. Alphaalkoholismus

B. Betaalkoholismus

C. Gammaalkoholismus

D. Deltaalkoholismus

E. Epsilonalkoholismus

3.008	12.4	Fragentyp A2

Welche Aussage trifft nicht zu?
Als Folge von Alkoholabhängigkeit kommt vor:

A. Eifersuchtswahn

B. Hirnorganisches Psychosyndrom

C. Organneurose

D. Polyneuropathie

E. Akute organische Psychose

3.009	12.2.5	Fragentyp D

Welche Aussagen treffen zu?
Für den pathologischen Rausch gilt:

1) Tritt vor allem nach exzessivem Genuß hochprozentiger
   Alkoholika auf.

2) Eine cerebrale Schädigung kann dazu disponieren.

3) Kann schon nach dem Genuß geringer Mengen von Alkohol
   auftreten.

4) Führt zu einem Koma.

Wählen Sie bitte die zutreffende Aussagenkombination.

A. Nur 1 und 2 sind richtig

B. Nur 1 und 4 sind richtig

C. Nur 2 und 3 sind richtig

D. Nur 1, 2 und 4 sind richtig

E. Nur 2, 3 und 4 sind richtig

3.010   12.4.1   Fragentyp D

Für das Delirium tremens gilt:

1) Es handelt sich um eine organische Psychose.

2) Es handelt sich um eine endogene Psychose.

3) Im Initialstadium können große Krampfanfälle auftreten.

4) Distraneurin muß dabei grundsätzlich intravenös
   verabreicht werden.

Wählen Sie bitte die zutreffende Aussagenkombination.

A. Nur 2 ist richtig

B. Nur 1 und 3 sind richtig

C. Nur 3 und 4 sind richtig

D. Nur 1, 2 und 3 sind richtig

E. Alle Aussagen sind richtig

3.011   12.1.8   Fragentyp F

Ein 40jähriger Lehrer kommt in Begleitung seiner Ehe-
frau zu Ihnen in die Praxis. Wegen eines langjährigen
Alkoholmißbrauchs ist bereits eine Versetzung erfolgt.
Jetzt wurde er von seinem Vorgesetzten erneut verwarnt.
Der Patient möchte das Trinken aufgeben. Eine Einwei-
sung in eine Fachklinik wird entschieden abgelehnt.
Was ist am ehesten zu tun?

A. Den Patienten auf die negativen Folgen des Trinkens
   ansprechen und ihm vom Trinken abraten.

B. Ihm raten, nach und nach weniger bzw. alkoholärmere
   Getränke zu konsumieren, um so vom Alkohol loszu-
   kommen.

C. "Antabus" verordnen, damit der Patient durch die unangenehmen Erscheinungen, die dann bei Alkohol auftreten, von weiterem Trinken abgehalten wird.

D. Ihm erklären, daß ihm nicht geholfen werden könne,
   wenn er eine stationäre Entwöhnungsbehandlung ab-
   lehne.

E. Ihn an eine Alkoholikerselbsthilfegruppe vermitteln.

3.012 12.1.8 Fragentyp A1

Welche Aussage trifft zu?
Bei der Behandlung der Alkoholabhängigkeit

A. spielen Selbsthilfegruppen nur eine untergeordnete
   Rolle

B. haben sich gruppentherapeutische Verfahren besonders
   bewährt

C. ist die vordringlichste Maßnahme nach der Diagnose-
   stellung die Behandlung des Leberschadens in einer
   internistischen Abteilung

D. ist in der Entwöhnungsbehandlung Distraneurin zur
   medikamentösen Unterstützung geeignet

E. stellt die Psychoanalyse die beste Behandlungsform
   dar, auch wenn sie nicht immer erreichbar ist

3.013 12.1.8 Fragentyp A1

Welche Aussage trifft zu?
Die Alkoholentwöhnungsbehandlung

A. muß in jedem Falle in einer Fachklinik über 6 Monate
   durchgeführt werden

B. kann mit einer ambulanten Kontaktphase in einer
   Suchtberatungsstelle eingeleitet werden

C. sollte am Anfang wegen der Folgeerkrankungen immer
   in einer internistischen Abteilung beginnen

D. muß meist mit einer Zwangseinweisung in einer ge-
   schlossenen psychiatrischen Abteilung wegen der
   Krankheitsuneinsichtigkeit beginnen

E. Dabei sind Selbsthilfegruppen erst in der Nachbe-
   handlungsphase sinnvoll.

3.01412.1.8Fragentyp D

Welche Aussagen treffen zu?
Für die Behandlung mit "Antabus" gilt:

1) Führt bei Alkoholgenuß zu unangenehmen Sensationen wie Übelkeit, Erbrechen und Herzklopfen.

2) Sie ist frei von ernsthaften Nebenwirkungen

3) Wird von den meisten Suchtberatungsstellen und Selbsthilfegruppen als wichtige therapeutische Maßnahme empfohlen.

4) Sollte, wenn überhaupt, nur in Kombination mit anderen Behandlungstechniken von erfahrenen Suchttherapeuten angewandt werden.

Wählen Sie bitte die zutreffende Aussagenkombination.

A. Nur 1 und 4 sind richtig

B. Nur 2 und 3 sind richtig

C. Nur 2, 3 und 4 sind richtig

D. Nur 1, 3 und 4 sind richtig

E. Alle Aussagen sind richtig

b) Medikamentenabhängigkeit

3.01512.3Fragentyp A2

Welche Aussage trifft _nicht_ zu?
Folgende Stoffmittel können als Suchtmittel gebraucht werden:

A. Tranquilizer

B. Amphetamine

C. Analgetica

D. Schlafmittel

E. Neuroleptica

3.016 12.3 Fragentyp D

Welche Aussagen treffen zu?
Die Polytoxikomanie

1) wird oft durch ärztliche Verschreibungen begünstigt

2) kommt im Zusammenhang mit Alkohol zunehmend häufiger vor

3) findet sich häufig in der Kombination Heroin und Alkohol

4) besteht häufig in der Kombination von Tranquilizern bzw. Hypnotica mit Alkohol

Wählen Sie bitte die zutreffende Aussagenkombination.

A. Nur 3 ist richtig

B. Nur 4 ist richtig

C. Nur 1 und 2 sind richtig

D. Nur 1, 2 und 4 sind richtig

E. Nur 1, 3 und 4 sind richtig

3.017 12.3.3 Fragentyp A2

Welche Aussage trifft nicht zu?
Als Entziehungssymptome nach Schlafmittelgebrauch können auftreten:

A. Extrapyramidale Bewegungsstörungen

B. Delir

C. Krampfanfälle

D. Vegetative Dysregulation

E. Psychomotorische Unruhe

3.018	12.3.5	Fragentyp A2

Welche Aussage trifft <u>nicht</u> zu?
Clomethiazol (Distraneurin)

A. besitzt eine erhebliche suchterzeugende Wirkung

B. ist zur ambulanten Entwöhnungsbehandlung gut geeignet

C. weist als Nebenwirkung bei intravenöser Anwendung
   vor allem Atemdepression und Hypotension auf

D. wirkt im ZNS ähnlich wie Barbiturate

E. wird als Ersatz für Alkohol gebraucht

c) Drogenabhängigkeit

3.019	12.3.2	Fragentyp D

Welche Aussagen treffen zu?
Für Abhängigkeit gilt:

1) Die Weltgesundheitsorganisation unterscheidet nach
   der Art der Drogen verschiedene Prägnanztypen von
   Abhängigkeit.

2) Die Grenze zwischen physischer und psychischer Abhängigkeit ist leicht zu bestimmen.

3) Eine Abhängigkeit kann sich bei Tranquilizern im
   Gegensatz zu Schlafmitteln nicht entwickeln.

4) Es gibt Häufungen von Alkoholismus in bestimmten
   Berufen.

Wählen Sie bitte die zutreffende Aussagenkombination.

A. Nur 4 ist richtig

B. Nur 1 und 3 sind richtig

C. Nur 1 und 4 sind richtig

D. Nur 2 und 4 sind richtig

E. Alle Aussagen sind richtig

3.020   12.3   Fragentyp A1

Welche Aussage trifft zu?
Folgende Stoffe bzw. Stoffgruppen werden am häufigsten
von Süchtigen benutzt:

A. Haschisch

B. Heroin

C. Schlafmittel

D. Alkohol

E. Tranquilizer

3.021   12.1.6   Fragentyp A1

Welche Aussage trifft zu?
Bei folgenden Mitteln ist die Gefahr der körperlichen
Abhängigkeit am größten:

A. Alkohol

B. Pervitin

C. Heroin

D. LSD

E. Haschisch

3.022   12.1.2   Fragentyp D

Welche Aussagen treffen zu?
Welche Bedingungen können die Entwicklung einer Drogenabhängigkeit begünstigen?

1) Persönlichkeitszüge wie Passivität und emotionale
   Retardierung

2) Gehäuftes Auftreten von Suchtkrankheiten in der
   Familie

3) Verwöhnung in der Kindheit

4) Permissive Einstellung der Umgebung des Patienten
   gegenüber der Droge

Wählen Sie bitte die zutreffende Aussagenkombination.

A. Nur 2 ist richtig

B. Nur 1 und 3 sind richtig

C. Nur 1, 2 und 3 sind richtig

D. Nur 1, 2 und 4 sind richtig

E. Alle Aussagen sind richtig

3.023   12.3.7   Fragentyp A2

Welche Aussage trifft <u>nicht</u> zu?
Haschisch:

A. Es können Entzugsdelirien auftreten.

B. Es besteht die Möglichkeit des Auftretens eines
   Flash-Back.

C. Wird oft als Einstiegsdroge vor dem Gebrauch gefähr-
   licherer Suchtmittel verwendet.

D. Häufiger Gebrauch kann zur Passivität und Vernach-
   lässigung sozialer Pflichten führen.

E. Kann bei bestimmten Personen Psychosen auslösen.

3.024   12.3.8   Fragentyp D

Welche Aussagen treffen zu?
Für Opiate gilt:

1) Entwicklung von Gewöhnung, körperlicher Abhängigkeit
   und Zwang zur Dosissteigerung sind innerhalb weniger
   Tage möglich.

2) Bei chronischer Intoxikation besteht eine Tonuserhö-
   hung des Parasympathicus.

3) In der Abhängigkeitsphase treten häufig Delirien auf.

4) Während des Entzugs entwickelt sich eine Miosis.

Wählen Sie bitte die zutreffende Aussagenkombination.

A. Nur 1 ist richtig

B. Nur 1 und 2 sind richtig

C. Nur 2 und 3 sind richtig

D. Nur 1, 2 und 3 sind richtig

E. Alle Aussagen sind richtig

3.025   12.3   Fragentyp A1

Welche Aussage trifft zu?
Folgende Drogen sollen wegen gefährlicher Abstinenz-
syndrome stufenweise abgesetzt werden:

A. Halluzinogene

B. Barbiturate

C. Amphetamine

D. Alkohol

E. Haschisch

Ein 17jähriger Heroinsüchtiger kommt in Ihre Praxis
und bittet Sie, ihm Polamidon zu verschreiben, da er
beschlossen habe, nicht mehr Heroin zu spritzen und
sich selbst entziehen wolle. Welche der vorgeschlage-
nen Maßnahmen ist am ehesten angemessen?

A. Rezept für Polamidon ausstellen und den Patienten
   unbedingt für den nächsten Tag wiederbestellen

B. Zwangseinweisung in ein psychiatrisches Krankenhaus veranlassen

C. Wegen der wahrscheinlich bestehenden Leberschädigung
   zunächst Einweisung in eine internistische Abteilung

D. Den Patienten motivieren, mit einer Drogenberatungs-
   stelle Kontakt aufzunehmen

E. Unverzüglich die Eltern benachrichtigen

4. Sexualstörungen

a) Funktionsstörungen

Funktionelle Sexualstörungen

1) verbergen sich häufig unter organisch anmutenden Beschwerden

2) schließen postcoitale Beschwerden ein

3) können Ausdruck von Aversionen gegen den Partner sein

4) stehen unter Umständen mit einer Selbstwert- und Leistungsproblematik in Verbindung

Wählen Sie bitte die zutreffende Aussagenkombination.

A. Nur 4 ist richtig

B. Nur 1 und 4 sind richtig

C. Nur 1 und 2 sind richtig

D. Nur 2, 3 und 4 sind richtig

E. Alle Aussagen sind richtig

<u>4.002   15.1   Fragentyp D</u>

Welche Sexualstörungen können bei männlichen Partnern
auftreten?

1) Ejaculatio praecox

2) Frigidität

3) Ejaculatio retarda

4) Pubertas praecox

5) Impotentia satisfactionis

Wählen Sie bitte die zutreffende Aussagenkombination.

A. Nur 1 und 3 sind richtig

B. Nur 2 und 4 sind richtig

C. Nur 1, 3 und 5 sind richtig

D. Nur 1, 3, 4 und 5 sind richtig

E. Alle Aussagen sind richtig

<u>4.003   15.1   Fragentyp D</u>

Erektionsstörungen können verursacht werden

1) durch eine organische Erkrankung des Gehirns und
   Rückenmarkes
2) durch eine gesteigerte Erwartungshaltung und willent-
   liche Anstrengung
3) durch ungünstige äußere Voraussetzungen
4) durch eine Unsicherheit bezüglich der eigenen Iden-
   tität

Wählen Sie bitte die zutreffende Aussagenkombination.

A. Nur 4 ist richtig

B. Nur 1 und 3 sind richtig

C. Nur 1, 2 und 3 sind richtig

D. Nur 2, 3 und 4 sind richtig

E. Alle Aussagen sind richtig

4.004   15.1   Fragentyp D

Ejaculationsstörungen können bedingt sein durch

1) unzureichende Steuerung des Ejaculationsreflexes

2) Neigung zur bewußten Kontrolle des Sexualaktes

3) Angst vor Ablehnung durch den Partner bei "unzureichender Leistung"

4) Unkenntnis sexueller Techniken oder Fehlleistungen

Wählen Sie bitte die zutreffende Aussagenkombination.

A. Nur 1 ist richtig

B. Nur 2 und 3 sind richtig

C. Nur 2 und 4 sind richtig

D. Nur 1, 3 und 4 sind richtig

E. Alle Aussagen sind richtig

4.005   15.1   Fragentyp A1

Welche Aussage trifft zu?
Unter Frigidität versteht man eine Sexualstörung, die charakterisiert ist durch

A. ein Fehlen des sexuellen Begehrens bei gleichzeitigem Scheidenkrampf

B. eine Unfähigkeit zur physiologischen sexuellen Erregung

C. einem Mangel des sexuellen Begehrens

D. eine sexuelle Erlebnisunfähigkeit mit der Folge der Infertilität

E. ein schmerzhaftes Kältegefühl im Genitalbereich beim Sexualverkehr

4.006	15.1	Fragentyp D

Orgasmusstörungen können folgende Ursache haben:

1) Fehlinformation in bezug auf sexuelles Erleben
2) Diffuse Angstgefühle mit Bestrafungsphantasien für sexuelle Lustempfindungen
3) Tiefgreifende Verletzungsängste
4) Furcht vor Identitätsverlust

Wählen Sie bitte die zutreffende Aussagenkombination.

A. Nur 1 ist richtig

B. Nur 2 und 3 sind richtig

C. Nur 2, 3 und 4 sind richtig

D. Nur 1, 3 und 4 sind richtig

E. Alle Aussagen sind richtig

4.007	15.1 f	Fragentyp A2

Welche Aussage trifft nicht zu?
Masturbation

A. kann in allen Lebensphasen auftreten

B. tritt auf bei Triebüberschuß oder Partnermangel

C. kommt als konversionsneurotisches Symptom vor

D. kann entwicklungsgeschichtlich eine Form regressiven Verhaltens sein

E. kann durch Skrupel zu psychischen Fehlentwicklungen beitragen

4.008	15.1	Fragentyp D

Die Therapie funktioneller Sexualstörungen setzt voraus:

1) Eine Erhebung der Sexualanamnese
2) Eine medizinische Anamnese
3) Eine psychiatrische Untersuchung mit Erfassung der Beziehung zwischen Sexualsymptom und Konflikt
4) Die Erstellung einer Temperaturkurve bzw. eines Spermatogrammes
5) Eine psychosexuelle Verhaltensanalyse

Wählen Sie bitte die zutreffende Aussagenkombination.

A. Nur 3 ist richtig

B. Nur 2 und 4 sind richtig

C. Nur 1, 2 und 4 sind richtig

D. Nur 1, 2, 3 und 5 sind richtig

E. Alle Aussagensind richtig

4.009   15.1   Fragentyp D

Die Therapie funktioneller Sexualstörungen

1) bezieht im Regelfall beide Partner ein

2) arbeitet bevorzugt mehrdimensional mit der Kombination von Psychotherapie und Pharmakotherapie

3) besteht in der integrierten Verwendung verschiedener psychotherapeutischer Interventionsstile

4) berücksichtigt die Dynamik der Partnerinteraktion

5) setzt den Ausschluß organischer Ursachen voraus

Wählen Sie bitte die zutreffende Aussagenkombination.

A. Nur 3 ist richtig

B. Nur 1 und 2 sind richtig

C. Nur 1, 2 und 3 sind richtig

D. Nur 1, 3, 4 und 5 sind richtig

E. Alle Aussagen sind richtig

b) Sexuelle Deviationen

4.010   15.2 f   Fragentyp A2

Welche Aussage trifft nicht zu?
Zum abweichenden sexuellen Verhalten werden gerechnet:

A. Exhibitionismus

B. Vaginismus

C. Sadismus

D. Voyeurismus

E. Pädophilie

<u>4.011   15.2 f   Fragentyp A1</u>

Welche Aussage trifft zu?
Sexuelle Deviationen sind

A. Ausdruck einer neurotischen Hemmung der psycho-
   sexuellen Entwicklung bzw. Regression

B. genetisch bedingte Abweichungen von der Norm

C. Folgen chromosomaler Anomalien

D. der Verhaltenstherapie besonders leicht zugänglich

E. heute eine bevorzugte Domäne stereotaktischer Ein-
   griffe

<u>4.012   15.2 f   Fragentyp D</u>

Bei der Entwicklung einer sexuellen Deviation kann
(können) psychodynamisch wirksam sein

1) eine Kastrationsangst, die vermindert wird durch
   Distanz zum Partner

2) eine Selbstwertproblematik i.S. von Schwäche

3) eine Unterwerfung des Partners oder rituelle Rege-
   lung der eigenen Unterwerfung

4) eine aktive Auseinandersetzung mit dem familiären
   Spannungsfeld

Wählen Sie bitte die zutreffende Aussagenkombination.

A. Nur 1 ist richtig

B. Nur 2 und 4 sind richtig

C. Nur 3 und 4 sind richtig

D. Nur 1, 2 und 3 sind richtig

E. Alle Aussagen sind richtig

<u>4.013   15.2 f   Fragentyp C</u>

Sexuelle Deviationen, die in geringer Ausprägung als
Komponente eines sonst normalen Sexualverhaltens vorkommen, können dennoch therapiebedürftig sein,

<u>weil</u>

sie beim Betroffenen und auch dessen Partner zu pathologischen Spannungen führen können.

4.014   **15.2 f**   **Fragentyp A2**

Welche Aussage trifft <u>nicht</u> zu?
In der Therapie sexueller Deviationen ist zu berücksich-
tigen, daß

A. aufgrund eines geringen Leidensdruckes oft nur eine
   unzureichende Motivation besteht

B. häufig auch weibliche Sexualhormone eingesetzt werden können

C. eine Verhaltenstherapie wirksam sein kann

D. bei ausreichender Motivation eine aufdeckende psychodynamisch orientierte Focaltherapie möglich ist

E. Neuroleptica indiziert sein können

4.015   **15.2 f**   **Fragentyp C**

Bei der Therapie schwerer sexueller Deviationen wird
die operative Kastration gegenüber der Antiandrogen-
behandlung bevorzugt,

<u>weil</u>

nicht sicher erwiesen ist, daß mit Antiandrogenen die
Sexualfunktionen aufgehoben werden können.

c) Homosexualität

4.016	15.3	Fragentyp A2

Welche Aussage trifft <u>nicht</u> zu?
Es gibt verschiedene Arten von Homosexualität, die fol-
gendermaßen bezeichnet werden:

A. Entwicklungshomosexualität

B. Hemmungshomosexualität

C. Verhaltenshomosexualität

D. Neigungshomosexualität

E. Pseudohomosexualität

4.017	15.3	Fragentyp A2

Welche Aussage trifft <u>nicht</u> zu?
Für Neigungshomosexualität gilt:

A. Es wird eine Häufigkeit von 4% in der männlichen und
   von 1% in der weiblichen Bevölkerung angenommen.

B. Es sind in der Regel keine körperbaulichen, hormonel-
   len oder chromosomalen Abweichungen zu erheben.

C. Es ist häufig ein indirekter Leidensdruck, z.B. durch
   Partnerkonflikte, soziale Isolierung, Altern fest-
   zustellen.

D. Es sind depressive Verstimmungen mit erhöhtem Suicidrisiko bekannt.

E. Zur Neigungshomosexualität gehört auch die Pädophilie.

4.018	15.3	Fragentyp C

Homosexuelle Verführung allein reicht nicht aus, um
eine manifeste Homosexualität zu bewirken,

<u>weil</u>

die Entwicklung der Homosexualität von einer Fehlidenti-
fikation bei bestimmter Familienkonstellation (z.B. eng
bindende Mutter, emotional distanzierter Vater) und von
einer präödipalen Triebfixierung ausgeht.

4.019   15.3   Fragentyp A2

Welche Aussage trifft <u>nicht</u> zu?
Bei Homosexualität kann eine Psychotherapie indiziert
sein

A. zur Bearbeitung der Konflikte mit der Umwelt

B. zur Kontrolle eine spezifischen Medikation

C. zur Prophylaxe suicidaler Handlungen

D. zum Schutz vor sozialer Isolation

E. zur Besserung des Verhältnisses zur eigenen Homosexualität

d) Transvestismus und Transsexualität

4.020   15.4   Fragentyp D

Transvestismus ist eine sexuelle Störung

1) des Erlebens der eigenen Geschlechtsrolle

2) mit dem Bedürfnis, Kleidung des Gegengeschlechts zu
   tragen und in dieser Rolle akzeptiert zu werden

3) die in der Übersteigerung als Transitivismus bekannt
   wird

4) für die psychodynamisch eine starke prägende Mutter-
   bindung angenommen wird

5) die durch einen besonders starken Sexualtrieb gekennzeichnet ist

Wählen Sie bitte die zutreffende Aussagenkombination.

A. Nur 4 ist richtig

B. Nur 1 und 2 sind richtig

C. Nur 1, 2 und 4 sind richtig

D. Nur 3, 4 und 5 sind richtig

E. Alle Aussagen sind richtig

4.021   15.4   Fragentyp A1

Welche Aussage trifft zu?
Transsexualität

A. ist verwandt mit Hermaphroditismus

B. beinhaltet ausgeprägte sexuelle Triebstärke

C. kommt häufiger vor bei männlich geborenen Personen,
   die zur weiblichen Geschlechtsrolle tendieren als
   umgekehrt

D. ist auf eine chromosomale Anomalie zurückzuführen

E. beschränkt sich nur auf den Wunsch, zu Hause vor dem
   Spiegel weibliche Kleider zu tragen

5. Suicidalität

Welche Aussage trifft zu?
Unter dem Begriff "Selbstmordrate" versteht man

A. die Anzahl der Selbstmordversuche auf 100 000 Einwohner pro Jahr

B. die Anzahl der Selbstmorde auf 100 000 Einwohner pro
Jahr

C. die Anzahl der Selbstmorde auf 100 000 Todesfälle
pro Jahr

D. die Anzahl der Selbstmordversuche und der Selbstmorde
auf 100 000 Einwohner pro Jahr

E. die Anzahl der Selbstmorde auf 1000 Einwohner pro Tag

Welche Aussage trifft zu?
Die Suicidraten sind am höchsten

A. vor dem 20.Lebensjahr

B. zwischen 20 und 35 Jahren

C. zwischen 35 und 50 Jahren

D. zwischen 50 und 70 Jahren

E. in keiner bestimmten Lebensperiode, da sie sich
gleichmäßig auf alle Altersstufen verteilen

5.003	16.3.3	Fragentyp A1

Welche Aussage trifft zu?
Suicidale Handlungen im Kindes- und Jugendalter sind

A. immer Ausdruck einer beginnenden Psychose

B. nie ernstgemeint

C. erfolgen immer spontan als "Kurzschlußreaktion"

D. betreffen in gleicher Relation Jungen und Mädchen

E. haben ihre Ursache in den meisten Fällen in einer
   ausgeprägten und tiefgreifenden Konfliktkonstellation mit ihrer näheren Umwelt

5.004	16.2.1	Fragentyp D

Folgende Aussagen zur Suicidhäufigkeit in der Bundesrepublik Deutschland sind zutreffend:

1) Jährlich sterben etwa 14 000 Menschen durch Selbstmord.

2) Der Selbstmord steht bei Jugendlichen an erster
   Stelle der Haupttodesursachen.

3) Die Zahl der Selbstmordversuche wird auf etwa das
   Zehnfache der gelungenen Selbstmorde geschätzt.

4) In der Gesamtbevölkerung stehen Selbstmorde an drit-
   ter Stelle der Haupttodesursachen.

5) Die Selbstmordrate liegt in der Bundesrepublik
   Deutschland bei etwa 140.

Wählen Sie bitte die zutreffende Aussagenkombination.

A. Keine der Aussagen ist richtig

B. Nur 1 ist richtig

C. Nur 1 und 2 sind richtig

D. Nur 1, 2 und 3 sind richtig

E. Nur 1, 2 und 4 sind richtig

| 5.005 | 16.3.2 | Fragentyp A1 |

Welche Aussage ist richtig?
Bei einem Selbstmordversuch finden sich folgende psychiatrischen Krankheitsbilder am häufigsten:

A. Endogene Depressionen

B. Schizophrenien

C. Neurosen und abnorme Erlebnisreaktionen

D. Medikamenten- und Alkoholabhängigkeit

E. Hirnorganische Psychosen

| 5.006 | 16.3.3 | Fragentyp A1 |

Welche Aussage ist richtig?
Die häufigsten Motive für Suicidhandlungen sind

A. berufliche Konflikte

B. zwischenmenschliche Konflikte

C. Angst vor körperlicher Erkrankung

D. finanzielle Probleme

E. Unzufriedenheit mit der gesellschaftlichen und kul-
   turellen Situation

5.OO7   16.3.1
               16.3.2   Fragentyp D

Welche Aussagen über die Suicidhandlungen Älterer treffen zu?

1) Suicidhandlungen Älterer sind im allgemeinen ernsthafter.

2) Als häufigstes Motiv finden sich nicht zwischenmenschliche Konflikte, sondern Probleme mit dem Ausscheiden aus dem Berufsleben.

3) Bei Menschen im höheren Lebensalter, die einen Selbstmord versuchen, finden sich diagnostisch nur in etwa 10% Neurosen und abnorme Erlebnisreaktionen und bei den übrigen 90% hirnorganische und endogene Psychosen.

4) Jenseits des 65. Lebensjahres finden sich häufiger gelungene Selbstmorde als Selbstmordversuche.

5) Für die Entstehung von Suicidhandlungen Älterer spielen die Angst vor bzw. das Erlebnis von körperlichen Erkrankungen eine große Rolle.

Wählen Sie bitte die zutreffende Aussagenkombination.

A. Nur 1 ist richtig

B. Nur 1, 2 und 5 sind richtig

C. Nur 1, 4 und 5 sind richtig

D. Nur 1, 2, 4 und 5 sind richtig

E. Alle Aussagen sind richtig

5.OO8   16.4.1
               16.4.2   Fragentyp D

Was sollten Sie unternehmen, wenn ein Patient in Ihrer Sprechstunde Lebensüberdruß und Zweifel am Sinn des Lebens äußert?

1) Nichts, da eine Gefährdung nicht besteht: Wer von Selbstmord spricht, begeht keinen.

2) Sofortige Einweisung in eine geschlossene psychiatrische Abteilung, wenn nötig auch gegen den Willen des Patienten.

3) Verstehendes Gespräch mit dem Patienten.

4) Wenn möglich Kontaktaufnahme mit Familienangehörigen oder Freunden.

5) Eingehen eines besonders engen therapeutischen Kon-
   taktes; unter Umständen Weitervermittlung an eine
   spezielle Beratungs- oder Behandlungseinrichtung

Wählen Sie bitte die zutreffende Aussagenkombination.

A. Nur 1 ist richtig

B. Nur 2 ist richtig

C. Nur 3 und 4 sind richtig

D. Nur 3 und 5 sind richtig

E. Nur 3, 4 und 5 sind richtig

5.009   16.1   Fragentyp F

Die 36jährige Frau A. ist Mutter eines 2- und eines
8jährigen Kindes. Seit mehreren Monaten wirkt sie zunehmend ernster; Mimik und Gestik sind verarmt. Ihre
Gefühle zu ihren Mitmenschen, ihre Lebensfreude sind
herabgesetzt. Sie kann sich zu nichts mehr aufraffen,
ist entschluß- und initiativelos. Sie klagt über In-
appetenz, Obstipation und Druck im Oberbauch. Intern-
medizinische Untersuchungen führten zu keinem pathologischen Organbefund.
Eines Morgens, als ihr älteres Kind zur Schule und der
Ehemann zur Arbeit gegangen sind, nimmt sie selbst eine
Überdosis Schlaftabletten ein und gibt ihrem zweijähri-
gen Kind ebenfalls eine Überdosis zu trinken. Ihr Kind
stirbt. Die Patientin wird rechtzeitig aufgefunden und
überlebt.
Welche der folgenden Aussagen treffen zu?

1) Diagnostisch handelt es sich bei der Patientin am
   ehesten um eine endogene Depression.

2) Es handelte sich um einen erweiterten Suicid.

3) Es handelte sich um einen gemeinsamen Suicid.

4) Eine Exkulpierung der Patientin im Rahmen eines Straf-
   prozesses kommt nicht in Betracht.

5) Diagnostisch handelt es sich am ehesten um eine hirnorganisch begründete Psychose.

Wählen Sie bitte die zutreffende Aussagenkombination.

A. Nur 1 und 2 sind richtig

B. Nur 1 und 3 sind richtig

C. Nur 1, 2 und 4 sind richtig

D. Nur 2, 4 und 5 sind richtig

E. Nur 3, 4 und 5 sind richtig

5.010   16.5   Fragentyp D

Bei einem Patienten nach einem Suicidversuch empfiehlt
sich folgendes therapeutische Vorgehen:

1) Eine zwei- bis dreiwöchige stationäre Behandlung in
   einer psychiatrischen Klinik ist in der Regel unver-
   meidlich.

2) Eine vorübergehende Behandlung mit Antidepressiva
   ist zumeist erforderlich.

3) Ein Teil der Patienten benötigt eine psychotherapeutische Nachbetreuung.

4) Bei dem überwiegenden Teil der Patienten ist eine
   psychoanalytische Langzeittherapie indiziert.

5) Ein verstehendes und aufdeckendes Gespräch zur diagnostischen Klärung und zur Konfliktbearbeitung ist in
   jedem Fall erforderlich.

Wählen Sie bitte die zutreffende Aussagenkombination.

A. Nur 1 ist richtig

B. Nur 5 ist richtig

C. Nur 1 und 2 sind richtig

D. Nur 3 und 5 sind richtig

E. Nur 3, 4 und 5 sind richtig

6. Schizophrenien

Welche Aussage trifft zu?
An einer schizophrenen Psychose erkranken mindestens
einmal im Leben

A. etwa 1% der Bevölkerung der Bundesrepublik

B. ein relativ hoher Prozentsatz der Bevölkerung der
   Bundesrepublik, näherungsweise Angaben liegen nicht
   vor

C. 8,5% der Bevölkerung der Bundesrepublik

D. weniger als 1 ‰ der Bevölkerung der Bundesrepublik

E. fast ausschließlich ältere Menschen, da die diesbezügliche Erkrankungswahrscheinlichkeit im Alter zu-
   nimmt

Welche Aussage trifft zu?
Die Entstehung schizophrener Psychosen läßt sich nach
neueren Vorstellungen am besten erklären

A. durch psychoanalytische Theorien der Ich-Schwäche

B. durch Membrandefekte zentralnervöser Synapsen

C. als Reaktion auf traumatisierende Lebensereignisse

D. als multifaktorielles Geschehen

E. durch genetische Faktoren

6.003   10.1.2   Fragentyp A1

Welche Aussage trifft zu?
Die Bedeutung genetischer Faktoren für die Entstehung
schizophrener Psychosen läßt sich eindeutig belegen

A. durch das Auftreten von Störungen im Kommunikations-
   verhalten in den Familien Schizophrener

B. durch die vielfach beschriebenen Auffälligkeiten der
   sog. "schizophrenogenen" Mutter

C. durch die gegenüber zweieiigen Zwillingen höhere
   Konkordanzrate bezüglich schizophrener Erkrankungen
   bei eineiigen Zwillingspaaren

D. durch die familiäre Häufung schizophrener Erkrankungen

E. durch die hohe Quote prämorbider Persönlichkeitsauf-
   fälligkeiten bei Schizophrenen

6.004   10.1.2   Fragentyp A1

Welche Aussage trifft zu?
Die Konkordanzrate für schizophrene Erkrankungen bei
eineiigen Zwillingen

A. gibt keine Hinweise für eine genetische Komponente
   der Schizophrenie

B. liegt in der Größenordnung von nur 10%

C. liegt aufgrund neuerer Untersuchungen in der Größenordnung von 30 - 50%

D. liegt aufgrund neuerer Untersuchungen in der Größenordnung von 80%

E. zeigt, daß schizophrene Erkrankungen nahezu 100%ig
   genetisch determiniert sind

6.005   10.1   Fragentyp D

Welche Aussagen über schizophrene Erkrankungen treffen
zu?

1) Schizophrene Erkrankungen treten in allen Kulturen
   mit etwa gleicher Häufigkeit auf.

2) Schizophrene Erkrankungen werden fast ausschließlich
   in hochindustrialisierten Nationen beobachtet.

3) Schizophrene Erkrankungen zeigen in den einzelnen Ländern kulturspezifische Ausformungen.

4) Schizophrene Erkrankungen kommen fast nur in der Oberschicht vor.

5) Schizophrene Erkrankungen führen häufig zu einem sozialen Abstieg.

Wählen Sie bitte die zutreffende Aussagenkombination.

A. Keine Aussage trifft zu

B. Nur 1 und 3 sind richtig

C. Nur 2 und 3 sind richtig

D. Nur 1, 2 und 3 sind richtig

E. Nur 1, 3 und 5 sind richtig

6.006   10.1.1   Fragentyp D

Welche Aussagen über schizophrene Erkrankungen treffen zu?

1) Schizophrene Erkrankungen werden meist vor dem 40. Lebensjahr manifest.

2) Für schizophrene Erkrankungen sind Erstmanifestationen nach der Involutionsphase charakteristisch.

3) Eine nach dem 50. Lebensjahr manifest werdende Wahnerkrankung muß bis zum Beweis des Gegenteils an eine hirnorganische Verursachung denken lassen.

4) Schizophrene Erkrankungen treten nahezu ausschließlich kurz nach der Pubertät auf (sog. "Pubertätskrise").

5) Ersterkrankungen schizophrener Psychosen zeigen ihren Häufigkeitsgipfel zwischen dem 40. und 50. Lebensjahr.

Wählen Sie bitte die zutreffende Aussagenkombination.

A. Keine Aussage trifft zu

B. Nur 1 und 4 sind richtig

C. Nur 2 und 3 sind richtig

D. Nur 1 und 3 sind richtig

E. Nur 3 und 5 sind richtig

6.007   10.3.1
                    10.1.3   Fragentyp A1

Welche Aussage trifft zu?

A. Schizophrene Erkrankungen beginnen fast immer akut,
   wie aus heiterem Himmel.

B. Häufig treten lange vor Ausbruch der schizophrenen
   Symptomatik uncharakteristische vegetative, depressive, asthenische und andere Störungen auf.

C. Dem Beginn schizophrener Erkrankungen gehen nahezu
   immer unspezifische somatische (z.B. biologische Um-
   stellungsphasen) oder psychische Anlässe (z.B. Konflikte) voraus.

D. In fast allen Fällen sind spezifische psychische Aus-
   löser im Sinne von Bindungskonflikten nachweisbar.

E. In der Anfangsphase schizophrener Erkrankungen tritt
   häufig Fieber auf.

6.008   10.2.3   Fragentyp D

Welche Aussagen über Schizophrene treffen zu?
Für Schizophrene sind folgende Halluzinationen besonders
charakteristisch:

1) Elementare akustische Halluzinationen

2) Gedankenlautwerden

3) Optische Halluzinationen in Form von Ringen

4) Stimmen in Rede und Gegenrede

5) Szenische Halluzinationen

Wählen Sie bitte die zutreffende Aussagenkombination.

A. Keine Aussage trifft zu

B. Nur 1 und 5 sind richtig

C. Nur 2 und 3 sind richtig

D. Nur 2 und 4 sind richtig

E. Nur 3, 4 und 5 sind richtig

6.009   10.2.6   Fragentyp A1

Welche Aussage trifft zu?
Als "Zerfahrenheit" bezeichnet man in der Psychopathologie

A. eine hochgradige Nervosität

B. eine spezielle Form der Störung des Kurzzeitgedächt-
   nisses

C. einen Gedanken, der durch Umständlichkeit und Weitschweifigkeit gekennzeichnet ist

D. den Zerfall des inhaltlichen und/oder grammatikali-
   schen Zusammenhangs der Sprache bzw. des Denkens

E. eine Dissoziation von sprachlichem und mimisch-gesti-
   schem Ausdruck

6.010   10.2.8   Fragentyp A1

Welche Aussage trifft zu?
Als "Parathymie" bezeichnet man

A. eine Form der affektiven Inadäquatheit, bei der der
   Patient z.B. etwas Trauriges berichtet, aber dabei
   lacht

B. einen Zustand ausgelassener Fröhlichkeit

C. das "Gefühl der Gefühllosigkeit"

D. eine flache, oberflächliche Heiterkeit

E. das "Danebenreden" schizophrener Patienten

6.011   10.2.2   Fragentyp A1

Welche Aussage trifft zu?

A. Wahnsymptomatik ist spezifisch für schizophrene
   Psychosen.

B. Wahneinfälle tendieren zur Chronifizierung.

C. Wahneinfälle dürfen nicht allein den Anlaß zur
   Diagnose "Schizophrenie" geben.

D. Wahneinfälle kommen immer in Verbindung mit Halluzinationen vor.

E. Wahneinfälle kommen häufig bei neurotischen Patienten vor.

6.012   10.2.2
         10.4   Fragentyp A2

Welche Aussage trifft <u>nicht</u> zu?
Eifersuchtswahn kommt vor bei

A. endogenen Depressiven

B. Manikern

C. Alkoholikern

D. Schizophrenen

E. organischen Psychosyndromen

6.013   10.2
         10.4   Fragentyp A1

Welche Aussage trifft zu?
An eine akute schizophrene Erkrankung läßt am ehesten
folgende Symptomkombination denken:

A. Szenische Halluzinationen und Wahnideen, verbunden
mit starkem Schwitzen und motorischer Unruhe

B. Zerfahrenheit, akustische Halluzinationen in Form
von Stimmen, Parathymie und Gefühl der Fremdbeein-
flussung des Denkens

C. Depressive Stimmungslage, hypochondrische Wahnideen,
Schlafstörungen und Stupor

D. Desorientiertheit, Agitiertheit, Gedächtnisstörungen
und Konfabulationen

E. Psychomotorische Unruhe, lautes Jammern und Klagen,
wahnhafte Versündigungsideen und Schlafstörungen

6.014   10.3   Fragentyp D

Welche Aussagen über das Suicidrisiko Schizophrener
treffen zu?

1) Die Suicidrate ist bei Schizophrenen im Vergleich
zu nichtpsychotischen Patienten erhöht.

2) Zu Suiciden neigen insbesondere stationär unterge-
brachte schizophrene Patienten.

3) Suicide kommen bei schizophrenen Patienten ausschließlich unter dem Einfluß imperativer Stimmen vor.

4) Die häufig im Rahmen schizophrener Erkrankungen auf-
   tretenden depressiven Verstimmungszustände können
   zum Suicid führen.

5) Seit Einführung der Depotneurolepticabehandlung ist
   die Suicidrate schizophrener Patienten eindeutig gegenüber früher erniedrigt.

Wählen Sie bitte die zutreffende Aussagenkombination.

A. Keine Aussage trifft zu

B. Nur 1 und 2 sind richtig

C. Nur 3 und 4 sind richtig

D. Nur 3 und 5 sind richtig

E. Nur 1 und 4 sind richtig

6.015
6.016
6.017   10.2   Fragentyp B
____

Ordnen Sie bitte jeder Diagnose in Liste 1 die entsprechende Symptomatik der Liste 2 zu.

Liste 1

6.015 Katatone Schizophrenie

6.016 Paranoid-halluzinatorische Schizophrenie

6.017 Hebephrenie

Liste 2

A. Verarmungswahn und Stupor

B. Katalepsie und Stereotypie

C. Zerfahrenheit und Affektstörungen i.S. des Unreifen,
   Kindischen

D. Verfolgungswahn und Gedankenlautwerden

E. Depersonalisationserlebnisse und Angstzustände

6.018   10.3.2   Fragentyp A1

Welche Aussage trifft zu?
Das schizophrene Residualsyndrom ist charakterisiert
durch

A. Erschöpfbarkeit, Antriebsmangel, Interessenverarmung,
   emotionale Verflachung

B. hochgradige Störungen der Gedächtnisleistung mit Neigung zu Konfabulationen

C. wahnhaft bedingte Orientierungsstörungen

D. Antriebssteigerungen und flach euphorische Affektlage

E. Selbstvorwürfe, Versündigungsideen, Verarmungsideen

6.019   10.3.2   Fragentyp A2

Welche Aussage trifft nicht zu?
Der Verlauf schizophrener Erkrankungen in Richtung eines
Residualsyndroms

A. hängt zum Teil mit der sozialen Deprivation bei län-
   gerdauernder Hospitalisierung zusammen

B. kommt fast nur bei Patienten mit katatonen Schizophrenien vor

C. ist wahrscheinlich auch durch morbogene Faktoren mit-
   bedingt

D. kommt auch bei nicht in einer Anstalt behandelten
   schizophrenen Patienten vor

E. kann durch rehabilitative Maßnahmen therapeutisch
   angegangen werden

6.020   10.3.3   Fragentyp A1

Welche Aussage trifft zu?
Für den Langzeitverlauf schizophrener Psychosen gilt,

A. daß es bei fast allen betroffenen Patienten zu Per-
   sönlichkeitsänderungen im Sinne eines Residualsyndroms kommt

B. daß fast alle Patienten auf lange Sicht erwerbsun-
   fähig werden

C. daß fast alle Patienten chronisch hospitalisiert
   werden müssen

D. daß etwa 30 - 50% der Patienten 10 - 20 Jahre nach
   Erstmanifestation noch voll erwerbsfähig sind

E. daß sich fast in allen Fällen ein chronischer Wahn
   entwickelt

6.021   10.4   Fragentyp D

Welche Aussagen über schizophrene Psychosen treffen zu?
Die Abgrenzung schizophrener Psychosen von anderen Psychosen

1) ist sinnvoll, weil für die Schizophrenien die sozio-
   genetische Komponente eindeutig belegbar ist

2) ist sinnvoll, da sich daraus unterschiedliche therapeutische Konsequenzen ergeben

3) ist sinnvoll, weil Patienten mit schizophrenen Psychosen gruppenstatistisch gesehen eine ungünstigere
   Prognose haben

4) ist sinnvoll, weil schizophrene Psychosen im Gegensatz zu anderen endogenen Psychosen gut mit Lithium
   behandelbar sind

5) ist sinnvoll, weil bei schizophrenen Psychosen eine
   Behandlung mit Anticholinergica erfolgversprechend
   ist

Wählen Sie bitte die zutreffende Aussagenkombination.

A. Keine Aussage trifft zu

B. Nur 1 und 2 sind richtig

C. Nur 2 und 4 sind richtig

D. Nur 2 und 3 sind richtig

E. Nur 2, 4 und 5 sind richtig

6.022   10.4   Fragentyp A1

Welche Aussage trifft zu?
Die Abgrenzung schizoaffektiver Psychosen von schizophrenen Psychosen

A. wurde in den letzten Jahren fallengelassen

B. wird damit begründet, daß schizoaffektive Erkrankungen unter Querschnitt- und Längsschnittgesichtspunk-
   ten eine Sonderstellung zwischen schizophrenen und
   affektiven Psychosen einnehmen

C. wurde neuerdings eingeführt, weil der Begriff "schizoaffektive Psychose" nicht so stark sozial stigmatisie-
   rend ist wie der Begriff "schizophrene Psychose"

D. wurde eingeführt, weil die schizoaffektiven Erkrankungen die bisher einzige Gruppe der endogenen Psychosen sind, bei denen man die genaue Ursache kennt

E. stützt sich auf eine etwa 150jährige wissenschaftliche Tradition

6.023   10.5.1   Fragentyp A1

Welche Aussage trifft zu?
Hochgradige Erregungszustände bei akut schizophrenen
Patienten lassen sich am besten therapieren durch

A. hochdosierte Distraneurininfusion unter intensiv-
   medizinischen Überwachungsbedingungen

B. parenterale Gabe eines Anticholinergicums

C. 2 mg Haloperidol i.v. per die

D. individuell angepaßte Neurolepticamedikation

E. einmalige Verabreichung der üblichen Dosis eines
   Depotneurolepticums

6.024   10.5   Fragentyp A1

Welche Aussage trifft zu?
Als optimale Standardtherapie nicht chronifizierter
schizophrener Patienten gilt eine (gelten)

A. Neurolepticatherapie, möglichst mit einem hochpoten-
   ten Antipsychoticum

B. aufdeckende Psychotherapie, am besten eine Psychoanalyse

C. neuroleptische Behandlung in Kombination mit milieu-
   therapeutischen Maßnahmen, rehabilitativen Maßnahmen
   und psychagogischer Führung (stützende Psychotherapie)

D. Neuroleptica in Kombination mit Lithium

E. psychagogische Führung in Verbindung mit rehabilitativen Maßnahmen

---

6.025   10.5.1   Fragentyp D

Welche Aussagen über Neuroleptica treffen zu?
Als Neuroleptica werden folgende Pharmakagruppen bezeichnet:

1) Barbiturate

2) Benzodiazepine

3) Phenothiazine

4) Butyrophenone

5) Opiate

Wählen Sie bitte die zutreffende Aussagenkombination.

A. Keine Aussage trifft zu

B. Nur 2 und 3 sind richtig

C. Nur 3 und 4 sind richtig

D. Nur 2 und 4 sind richtig

E. Nur 2, 3 und 4 sind richtig

6.026   10.5.1   Fragentyp D

Welche Aussagen über die Behandlung mit Neuroleptica treffen zu?
Die Behandlung mit Neuroleptica

1) wird von Schizophrenen wegen des antidepressiven Effekts dieser Substanzen als angenehm erlebt

2) kann bei einem Teil der Patienten zu extrapyramidalen Nebenwirkungen und dem Gefühl der psychomotorischen Einengung führen

3) wird von vielen Patienten als nicht belästigend erlebt

4) kann zu depressiven Zuständen und evtl. zu suicidaler Gefährdung führen

5) führt in der Regel nach Monaten zu Zungenschlundkrämpfen

Wählen Sie bitte die zutreffende Aussagenkombination.

A. Keine Aussage trifft zu

B. Nur 1 und 2 sind richtig

C. Nur 2 und 3 sind richtig

D. Nur 2, 3 und 4 sind richtig

E. Nur 2, 4 und 5 sind richtig

6.027   10.5.1   Fragentyp A

Welche Aussage trifft zu?
Den Neuroleptica liegt nach bisherigen Erkenntnissen vorwiegend folgendes pharmakologische Wirkprinzip zugrunde:

A. Beta-Blockade

B. Antidopaminerge Wirkung

C. GABA-mimetische Wirkung

D. Anticholinerge Wirkung

E. Postsynaptische, dopaminerge Wirkung

6.028   10.5.1   Fragentyp D

Zu den neurolepticabedingten, extrapyramidalen Störungen gehören:

1) Zungenschlundkrämpfe

2) Rigor und Akinese

3) Periphere Hyperkinesen

4) Akathisie

5) Tremor

Wählen Sie bitte die zutreffende Aussagenkombination.

A. Keine Aussage trifft zu

B. Nur 1 und 2 sind richtig

C. Nur 1, 2 und 3 sind richtig

D. Nur 1, 2, 3 und 5 sind richtig

E. Alle Aussagen sind richtig

6.029   10.5.1   Fragentyp A1

Welche Aussage trifft zu?
Neurolepticabedingte, extrapyramidale Störungen können auftreten

A. in den ersten Tagen der Neurolepticatherapie

B. in den ersten Wochen der Neurolepticabehandlung

C. nachts

D. nach Absetzen der Neuroleptica

E. Alle genannten Aussagen treffen zu

6.030   10.5.1   Fragentyp A2

Welche Aussage trifft nicht zu?
Antiparkinsonmittel sind indiziert

A. bei neurolepticabedingten Frühdyskinesien

B. beim Parkinsonoid

C. bei der Akathisie

D. bei Spätdyskinesien

E. bei neurolepticabedingtem Tremor

6.031	10.5.1	Fragentyp A1

Welche Aussage trifft zu?
Den zur Behandlung neurolepticabedingter, extrapyrami-
daler Störungen verwendeten Substanzen liegt folgendes
pharmakologische Wirkprinzip zugrunde:

A. Antidopaminerger Effekt

B. Anticholinerger Effekt

C. GABA-mimetischer Effekt

D. Serotonerger Effekt

E. Der Wirkungsmechanismus ist unbekannt

6.032	10.5.1	Fragentyp D

Pharmakogene Depressionen

1) treten nur in den ersten Wochen einer Neurolepticatherapie auf

2) sind für den Patienten häufig sehr belastend und
   können zur Arbeitsunfähigkeit führen

3) treten in der Regel häufig nach langjähriger Neurolepticatherapie auf (sog. "Spätdepressionen")

4) werden therapeutisch durch eine Reduktion des Neurolepticums angegangen

5) sprechen in der Regel nicht auf Antidepressiva an

Wählen Sie bitte die zutreffende Aussagenkombination.

A. Keine Aussage trifft zu

B. Nur 1 und 2 sind richtig

C. Nur 2 und 4 sind richtig

D. Nur 2, 4 und 5 sind richtig

E. Nur 1, 3 und 4 sind richtig

6.033   10.5.2   Fragentyp A1
____

Welche Aussage trifft zu?
Eine Langzeitbehandlung schizophrener Patienten mit
Depotneuroleptica im freien Intervall

A. sollte nicht durchgeführt werden, denn die Patienten
   fühlen sich dadurch nur müde und antriebslos und können Arbeit nicht nachgehen

B. sollte bei entsprechender Indikation durchgeführt
   werden, da dadurch die Gefahr psychotischer Rezidive
   erheblich reduziert werden kann

C. ist wegen der Gefahr der pharmakogenen Depression
   kontraindiziert

D. sollte bei jedem Patienten, der einmal Symptome
   einer schizophrenen Erkrankung zeigt, durchgeführt
   werden, weil sonst in 92% der Fälle mit einem Rezidiv zu rechnen ist

E. ist prinzipiell indiziert, scheitert aber fast immer
   an der mangelnden Kooperation schizophrener Patienten

6.034   10.5.2   Fragentyp A2
____

Welche Aussage trifft nicht zu?
Depotneuroleptica

A. werden zur Rezidivprophylaxe schizophrener Psychosen
   eingesetzt

B. werden parenteral verabreicht

C. erreichen ihren vollen rezidivprophylaktischen Effekt
   bei einmaliger Verordnung in 3 Monaten

D. führen manchmal zu extrapyramidalen Nebenwirkungen

E. haben eine große therapeutische Breite

6.035 10.5 Fragentyp F

Sie sind als Allgemeinarzt tätig. Ein nicht manifest
psychotischer Patient, der vor 2 - 3 Monaten wegen einer
schizophrenen Erkrankung stationär psychiatrisch behandelt wurde und bei der Entlassung auf ein Depotneurolep-
ticum eingestellt wurde, kommt zu Ihnen in die Sprechstunde. Er klagt über die ständige Neurolepticaeinnahme
und bittet Sie, das Neurolepticum abzusetzen. Welche
der möglichen Verhaltensweisen ist unter den angegebenen
Umständen am sinnvollsten?

A. Sie hören sich geduldig die Klagen des Patienten an,
   bringen Ihr Verständnis zum Ausdruck und kommen dem
   Wunsch des Patienten nach.

B. Sie zeigen dem Patienten Verständnis für seine Beschwerden, versuchen ihm den Sinn der Neurolepticabehandlung
   zu erklären und ihn zur weiteren Behandlung zu motivieren.

C. Sie drohen ihm bei Nichtbefolgung der ärztlichen Anord-
   nung die Wiedereinweisung in die psychiatrische Klinik
   an.

D. Sie bringen Ihre Meinung, daß Neuroleptica eher scha-
   den als nützen, zum Ausdruck und verordnen statt des
   Neurolepticums einen Tranquilizer.

E. Sie leiten sofort eine Behandlungspflegschaft ein.

6.036 10.5.4 Fragentyp A1

Welche Aussage trifft zu?
Das Hauptziel milieutherapeutischer Maßnahmen bei Schizophrenen besteht darin,

A. den ohnehin durch Krankheit schwer belasteten Patienten von Anforderungen völlig zu entlasten

B. Personal zu sparen, dadurch, daß die Patienten viele
   Dinge selbst erledigen

C. Hospitalisierungseffekte zu verhindern sowie prämor-
   bide und morbogene Störungen im sozialen Bereich durch
   eine adäquate soziale Stimulierung zu behandeln

D. den Patienten sich seiner selbst bewußt werden zu
   lassen

E. Neuroleptica zu sparen

6.037   10.5.3   Fragentyp D
____

Eine analytische Psychotherapie

1) ist grundsätzlich bei jedem schizophrenen Patienten
   indiziert

2) bedarf bei Schizophrenen der speziellen Indikations-
   stellung

3) kann bei nichtbehutsamem Vorgehen leicht zu einer
   emotionalen Überforderung des schizophrenen Patienten
   führen

4) hat als alleiniges Therapieverfahren die Prognose
   von Patienten mit schizophrenen Psychosen, gruppenstatistisch gesehen, eindeutig verbessert

5) sollte nur von Therapeuten durchgeführt werden, die
   mit der analytischen Psychotherapie von Schizophrenen ausreichende Erfahrung haben

Wählen Sie bitte die zutreffende Aussagenkombination.

A. Keine Aussage trifft zu

B. Nur 1 und 5 sind richtig

C. Nur 1 und 4 sind richtig

D. Nur 2, 3 und 5 sind richtig

E. Nur 1, 3 und 4 sind richtig

6.038   10.5.4   Fragentyp A1
____

Welche Aussage trifft zu?
Patienten mit Residualsyndromen, die in berufsfähigem
Alter stehen und keine produktive psychotische Sympto-
matik zeigen, sollten bei Arbeitsunfähigkeit nach der
Klinikentlassung

A. zunächst weiter krankgeschrieben und dann berentet
   werden

B. in einem Pflegeheim untergebracht werden, damit sie
   ausreichende Sozialkontakte haben

C. in einer Nachtklinik untergebracht werden, damit sie
   tagsüber eine adäquate Arbeit suchen können

D. in möglichst vielseiten Rehabilitationsbemühungen
   auf den Wiedereintritt ins Berufsleben vorbereitet
   werden

E. lediglich Sozialhilfe bekommen

7. Affektive Psychosen

Welche Aussage trifft nicht zu?
Zu den affektiven Psychosen gehören:

A. Melancholien

B. Depressive Reaktionen

C. Manisch-depressive Erkrankungen

D. Involutionsdepressionen

E. Cyclothymien

Welche Aussage trifft zu?
Bei der Abgrenzung einer endogenen gegenüber einer neurotischen Depression spricht differentialdiagnostisch für
eine endogene Depression:

A. Phasenhaft auftretende depressive Verstimmungszustände
   in der Anamnese

B. Vegetative Störungen wie tageszeitliche Befindlich-
   keitsschwankungen (z.B. in Form eines Morgentiefs)
   und Schlafstörungen (z.B. in Form von Durchschlaf-
   störungen mit Früherwachen)

C. Depressives Wahnerleben

D. Schwere psychomotorische Hemmung

E. Alle vorgenannten Aussagen treffen zu

Welche Aussagen über affektive Psychosen treffen zu?

1) Die Krankheitserwartung der Durchschnittsbevölkerung
   in Europa bezüglich affektiver Psychosen liegt bei
   ca. 0,4 - 1%.

2) In primitiven Kulturen kommen affektive Psychosen
   nicht vor.

3) Endogene Depressionen finden sich auffallend gehäuft
   in sozial höher gestellten Schichten.

4) Frauen erkranken wesentlich häufiger als Männer an
   endogenen Depressionen.

Wählen Sie bitte die zutreffende Aussagenkombination.

A. Nur 1 ist richtig

B. Nur 1 und 2 sind richtig

C. Nur 1 und 4 sind richtig

D. Nur 1, 2 und 3 sind richtig

E. Nur 1, 3 und 4 sind richtig

Ordnen Sie bitte den in Liste 1 aufgeführten Angehörigen
eines an einer affektiven Psychose erkrankten Patienten
die in Liste 2 aufgeführten Erkrankungsrisiken bezüglich
einer affektiven Psychose zu.

Liste 1	Liste 2
7.004 Eltern und Kinder	A. 0,4 - 2,5%
7.005 Zweieiiger Zwilling	B. 2,5 - 5,0%
7.006 Eineiiger Zwilling	C. 10,0 - 20,0%
	D. 40,0 - 75,0%
	E. 90,0 - 100,0%

7.007   9.1.4   Fragentyp A1

Welche Aussage trifft zu?
Lebensgeschichtlich bedeutsame Ereignisse (z.B. Verlust-
erlebnisse sowie aktuelle oder chronische Konflikte)

A. sind für das Zustandekommen einer endogenen Depression
ohne Bedeutung und beeinflussen auch den Verlauf einer
Phase nicht

B. sind für das Zustandekommen einer endogenen Depression
ohne Bedeutung, können aber den Verlauf einer Phase
beeinflussen

C. können zwar für das Zustandekommen einer endogenen
Depression, nicht aber für den weiteren Verlauf einer
Phase von Bedeutung sein

D. können sowohl für das Zustandekommen als auch für den
Verlauf einer endogenen Depression von Bedeutung sein

E. sind eine ausreichende Begründung für die Annahme
einer neurotischen Depression oder einer depressiven
Reaktion und schließen eine endogene Depression aus

7.008   9.1.2   Fragentyp A2

Welche Aussage trifft <u>nicht</u> zu?
Patienten mit monopolaren Melancholien zeigen prämorbid
gehäuft folgende Persönlichkeitszüge:

A. Ordentlichkeit und Genauigkeit

B. Geringer Anspruch in Bezug auf die eigenen Leistungen

C. Gewissenhaftigkeit

D. Schwernehmende Wesensart

E. Zuverlässigkeit

7.009   9.1.2   Fragentyp C

In der Schwangerschaft kommt es zu einem gehäuften Auftreten meist besonders schwerer Phasen endogener Depression,

<u>weil</u>

viele schwangere Frauen durch Haushalt und Beruf doppelt
belastet sind.

7.010   9.1.9   Fragentyp D

Die bei endogenen Depressionen erhobenen auffälligen biochemischen Befunde treffen vorwiegend den Stoffwechsel

1) des Serotonins

2) der Gammaaminobuttersäure (GABA)

3) des Noradrenalins

4) der Endorphine

Wählen Sie bitte die zutreffende Aussagenkombination.

A. Nur 1 ist richtig

B. Nur 1 und 2 sind richtig

C. Nur 1 und 3 sind richtig

D. Nur 2 und 3 sind richtig

E. Nur 1, 3 und 4 sind richtig

7.011   9.2.1   Fragentyp D

Welche Aussagen über Wahnerleben bei endogenen Depressionen treffen zu?

1) Endogene Depressionen sind regelmäßig von Wahnerleben begleitet.

2) Wahnerleben bei endogenen Depressionen beschäftigt sich vorzugsweise mit den Themen: Schuld oder Versündigung, Verarmung oder Beeinträchtigung der eigenen Gesundheit.

3) Eine spezielle Form des Wahnerlebens bei endogenen Depressionen ist der nihilistische Wahn.

4) Wahnerleben bei endogenen Depressionen wird von den Patienten bei geduldigem Zuspruch und Verweis auf die tatsächlichen Verhältnisse meist schnell aufgegeben.

Wählen Sie bitte die zutreffende Aussagenkombination.

A. Nur 1 ist richtig

B. Nur 2 ist richtig

C. Nur 2 und 3 sind richtig

D. Nur 1, 2 und 3 sind richtig

E. Alle Aussagen sind richtig

| 7.012 | 9.2.1 | Fragentyp A2 |

Welche Aussage trifft <u>nicht</u> zu?
Als vegetative Störungen treten bei einer endogenen
Depression häufig auf:

A. Schlafstörungen

B. Speichelfluß

C. Gewichtsabnahme

D. Obstipation

E. Amenorrhoe

| 7.013 | 16 | Fragentyp A1 |

Welche Aussage trifft zu?
Die Suicidgefährdung eines endogen depressiven Patienten

A. läßt sich an Hand von Suicidandrohungen eines Patienten zuverlässig abschätzen

B. läßt sich durch genaue Beobachtungen von Stimmungs-
schwankungen abschätzen, da Besserungen regelmäßig
eine Verringerung der Suicidgefährdung anzeigen

C. ist im Tiefpunkt der Phase stets am geringsten

D. kann auch bei Abklingen einer Phase noch groß sein

E. läßt sich durch frühzeitige und ausreichende anti-
depressive Medikation zuverlässig beherrschen

| 7.014 | 9.2.3 | Fragentyp A2 |

Welche Aussage trifft <u>nicht</u> zu?
Folgende Beobachtungen und Verhaltensweisen gehören zum
klinischen Bild einer Manie:

A. Fehlende Krankheitseinsicht

B. Selbstüberschätzung und expansives Verhalten

C. Ideenflucht

D. Affektinkontinenz

E. Grundlose Heiterkeit

7.015	9.2.3	Fragentyp A2

Welche Aussage über Ideenflucht trifft <u>nicht</u> zu?

A. Es handelt sich um ein sprunghaftes, assoziatives Denken mit häufigem Wechsel des Denkziels.

B. Es kommt häufig zu einem Abreißen der Gedanken und einer Sekunden andauernden Unterbrechung des Gedankenstroms und des Sprechens.

C. Bei stärkerer Ausprägung kann die Ideenflucht in Verworrenheit übergehen.

D. Charakteristisch ist gleichzeitig das Auftreten einer gesteigerten Betriebsamkeit.

E. Den Inhalten des ideenflüchtigen Denkens liegen zumeist Größenideen zu Grunde.

7.016		
7.017	9.2	Fragentyp B

Ordnen Sie bitte jeder Krankheit in Liste 1 ein oder mehrere Symptome in Liste 2 zu, die bei der entsprechenden Krankheit vorwiegend auftreten.

<u>Liste 1</u>

7.016 Endogene Depression

7.017 Manie

<u>Liste 2</u>

A. Erhöhte Ablenkbarkeit

B. Zerfahrenheit

C. Optische Sinnestäuschungen

D. Störungen der räumlichen Orientierung

E. Gehemmtheit

Welche Aussage trifft zu?
Bei affektiven Psychosen werden gelegentlich sogenannte
Mischzustände beobachtet.
Darunter versteht man

A. das klinische Bild einer langsam aufhellenden endogenen Depression

B. ein klinisches Bild, bei dem manische und depressive
   Symptome nebeneinander bestehen

C. ein klinisches Bild, das sowohl Elemente einer affektiven Psychose wie einer schizophrenen Psychose enthält

D. eine endogene Depression, deren klinisches Bild durch
   zusätzliche hirnorganische Störungen verändert ist

E. eine unter antidepressiver Medikation auftretende
   besondere Verlaufsform einer endogenen Depression

Welche Aussage trifft zu?

A. Körperliche Erkrankungen spielen bei endogenen Depressionen für das Zustandekommen einer Phase keine
   Rolle.

B. Endogene Depressionen treten in der Mehrzahl der
   Fälle erstmalig vor dem dritten Lebensjahrzehnt auf.

C. Bei endogenen Depressionen dauert die einzelne Phase
   relativ einheitlich zwei bis drei Monate lang.

D. Bei einem phasenhaften Verlauf einer endogenen Depression kann die Länge des Intervalls zwischen den
   verschiedenen Phasen auch bei ein und demselben Patienten variieren.

E. Bei wiederholten Phasen einer endogenen Depression
   kommt es in der Regel zu bleibenden Persönlichkeitsveränderungen erheblichen Ausmaßes.

7.020		
7.021		
7.022	9.3.1	Fragentyp B

Ordnen Sie bitte den aufgeführten Verlaufsformen affektiver Psychosen in Liste 1 deren prozentuale Häufigkeit in Liste 2 zu.

Liste 1

7.020 Monopolar mit ausschließlich manischen Phasen

7.021 Monopolar mit ausschließlich depressiven Phasen

7.022 Bipolar mit depressiven und manischen Phasen

Liste 2

A. Ca. 1 - 2%

B. Ca. 5 - 10%

C. Ca. 20 - 30%

D. Ca. 60 - 70%

E. Ca. 80 - 90%

7.023	9.3.1	Fragentyp A2

Welche Antwort trifft nicht zu?
Welche Therapie wendet man in der Regel in der akuten Phase einer endogenen Depression an?

A. Medikation mit Antidepressiva

B. Medikation mit dämpfenden, niedrig potenten Neuroleptica

C. Schlafentzug

D. Psychoanalyse

E. Stützende psychotherapeutische Gespräche

7.024	9.5.1	Fragentyp A1

Welche Aussage über Antidepressiva trifft zu?

A. Antidepressiva zeigen häufig extrapyramidalmotori-
   sche Nebenwirkungen.

B. Antidepressiva zeigen selten anticholinerge Nebenwirkungen.

C. Wegen unkontrollierter Begleiteffekte dürfen Antidepressiva nicht mit Neuroleptica oder Tranquilizern
   gegeben werden.

D. Der stimmungsaufhellende Effekt von Antidepressiva
   tritt innerhalb von wenigen Stunden ein.

E. Keine der Aussagen trifft zu.

7.025 7.026 7.027	9.5.1	Fragentyp B

Ordnen Sie den in Liste 1 angeführten Medikamenten
(generic name) die zugehörige Stoffgruppe der Liste 2
zu.

Liste 1

7.025 Amitryptilin

7.026 Haloperidol

7.027 Diazepam

Liste 2

A. Tranquilizer

B. Neurolepticum

C. Tricyclisches Antidepressivum

D. Tetracyclisches Antidepressivum

E. Monoaminoxidase-Hemmer

7.028 9.5.1 Fragentyp A2

Welche Aussage trifft <u>nicht</u> zu?
Folgende Vorerkrankungen sollten Anlaß zu besonderer
Vorsicht bei einer Behandlung mit tricyclischen Anti-
depressiva sein:

A. Struma

B. Stenosierende Prozesse im Magendarmbereich

C. Prostatahypertrophie

D. Glaukom

E. Epilepsie

7.029 9.5.1 Fragentyp A2

Welche Aussage trifft <u>nicht</u> zu?
Folgende Routineuntersuchungen sind bei einer Therapie
mit Antidepressiva auch wiederholt angezeigt:

A. Kontrolle des Blutbildes

B. Kontrolle der "Leberwerte"

C. Kontrolle der Elektrolyte

D. Kontrolle von Blutdruck und Puls

E. Kontrolle des EKG

7.030   9.5.1   Fragentyp A1

Welche Aussage trifft zu?
Unter einer antidepressiven Behandlung wird ein depressiver Patient plötzlich unruhig, desorientiert und verwirrt und hat optische Halluzinationen. Zur Erklärung
kommt in Betracht:

A. ein drohendes Umkippen der Depression in eine Manie

B. Eine Zunahme der depressiven Symptomatik infolge
   eines ungeeigneten Antidepressivums

C. Ein Delir in Zusammenhang mit der Einnahme des Antidepressivums oder aus sonstiger Ursache

E. Eine Provokation schizophrener Symptome unter der
   antidepressiven Behandlung, so daß die Diagnose im
   Sinne einer schizoaffektiven Psychose neu formuliert
   werden muß

E. Keine der vorgenannten Erklärungen kommt in Betracht

7.031   9.5.3   Fragentyp D

Welche Aussagen bezüglich einer Lithiumdauerbehandlung
treffen zu?

1) Eine Dauerbehandlung mit Lithiumpräparaten kann als
   Prophylaxe bei einer affektiven Psychose mit rascher
   Folge depressiver und/oder manischer Phasen indiziert
   sein.

2) Eine Lithiumdauerbehandlung reduziert zwar die Häufigkeit, nicht aber die Intensität depressiver und/oder
   manischer Phasen.

3) Der prophylaktische Effekt einer Lithiumdauerbehandlung zeigt sich häufig erst nach Monaten.

4) Eine Lithiumdauermedikation ist wegen möglicher Gewöhnungserscheinungen mit der Tendenz zur Dosissteigerung nicht unproblematisch.

Wählen Sie bitte die zutreffende Aussagenkombination.

A. Nur 1 ist richtig

B. Nur 1 und 2 sind richtig

C. Nur 1 und 3 sind richtig

D. Nur 1 und 4 sind richtig

E. Alle Aussagen sind richtig

Welche Aussage trifft nicht zu?

A. Bei einer Lithiumdauerbehandlung sind regelmäßige
   Kontrollen des Lithiumspiegels im Serum erforderlich.

B. Bei einer Lithiumdauerbehandlung kann sich eine
   euthyreote Struma entwickeln.

C. Überdosierungen bei einer Lithiumbehandlung können
   sich unter anderem in Leibschmerzen, Übelkeit, Erbrechen und Durchfällen äußern.

D. Kontraindikationen für eine Lithiumbehandlung sind
   vor allem Herzkreislauferkrankungen, Nierenerkran-
   kungen sowie Erkrankungen, die eine Kochsalzdiät er-
   fordern.

E. Lebensgefährdende Lithiumintoxikationen kommen nicht
   vor.

8. Organische Psychosen

Fußnote der Herausgeber

Auf dem Gebiet der organischen Psychosen ist die psychiatrische Nomenklatur uneinheitlich und für den Anfänger oft verwirrend. Das folgende vereinfachte Schema soll zur Erläuterung der in den meisten Lehrbüchern verwendeten Begriffe beitragen:

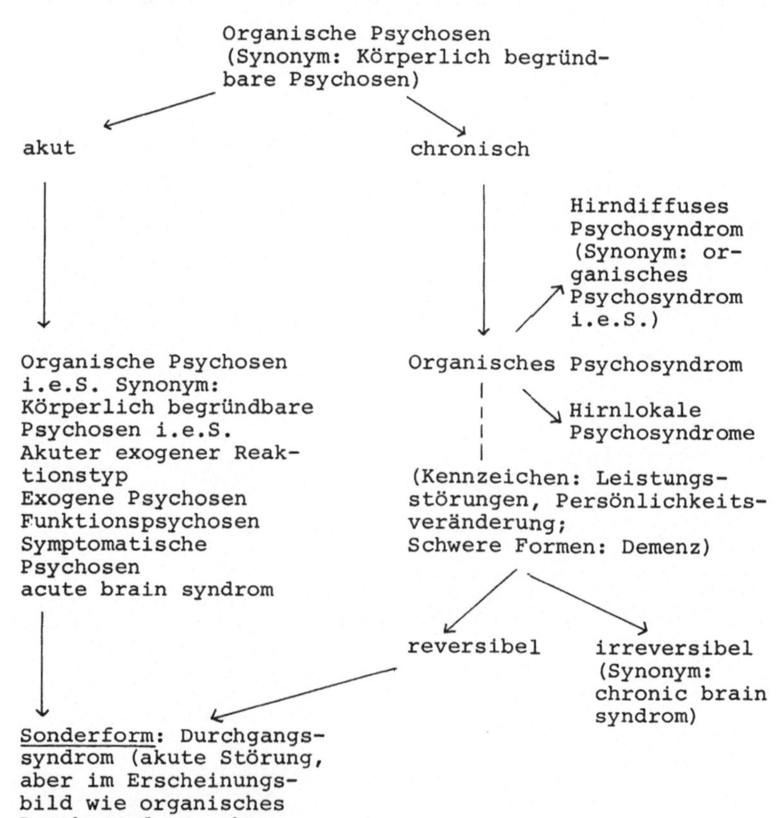

8.002   3.10.1   Fragentyp D

Welche Aussagen über akute organische Psychosen treffen
zu?

1) Sie sind ätiologisch unspezifisch.

2) Sie gehen meist mit einer Bewußtseinstrübung einher.

3) Sie kommen nicht bei körperlichen Allgemeinkrankheiten
   vor.

4) Sie klingen immer folgenlos ab.

5) Sie kommen nur bei akuten Allgemeinkrankheiten vor.

Wählen Sie bitte die zutreffende Aussagenkombination.

A. Nur 1 und 2 sind richtig

B. Nur 2 und 4 sind richtig

C. Nur 2, 3 und 4 sind richtig

D. Nur 3, 4 und 5 sind richtig

E. Alle Aussagen sind richtig

8.002   3.10
                3.11   Fragentyp D

Welche Aussagen über organische Psychosen treffen zu?

1) Leitsymptom der akuten Formen ist die Bewußtseinstrübung.

2) Die psychopathologischen Symptome lassen eine Unterscheidung zwischen hirneigenen und sekundär das Gehirn betreffenden Erkrankungen zu.

3) Leitsymptome der chronischen Formen sind Persönlichkeitsveränderung und intellektuelle Leistungsminderung.

4) Für die Zeit eines Dämmerzustandes, Verwirrtheitszu-
   standes oder eines Delirs besteht of eine Amnesie.

5) Die Diagnose einer körperlich begründbaren Psychose
   basiert auf dem Vorliegen von Halluzinationen und
   Wahnideen.

Wählen Sie bitte die zutreffende Aussagenkombination.

A. Nur 1 und 2 sind richtig

B. Nur 2 und 4 sind richtig

C. Nur 1, 3 und 4 sind richtig

D. Nur 2, 4 und 5 sind richtig

E. Alle Aussagen sind richtig

8.003   3.10.3   Fragentyp A2

Welche Aussage trifft <u>nicht</u> zu?
Für organische Psychosen sind folgende Syndrome charakteristisch:

A. Delir

B. Dämmerzustand

C. Verwirrtheitszustand

D. Stupor

E. Halluzinose

8.004 3.10.3 Fragentyp D

Als "Beschäftigungsdelir" bezeichnet man

1) ein bestimmtes Verhalten im Alkoholdelir

2) ein Zustandsbild, in dem sich der Kranke verhält,
   als ginge er seinen gewohnten Beschäftigungen nach

3) das Unvermögen, bestimmte - meist berufliche - Tätig-
   keiten auszuüben

4) einen Zustand, in welchem der Kranke mit imaginierten
   Gegenständen hantiert

5) die sinn- und zwecklose Leerlaufmotorik in Verwirrt-
   heitszuständen

Wählen Sie bitte die zutreffende Aussagenkombination.

A. Nur 3 ist richtig

B. Nur 5 ist richtig

C. Nur 1 und 2 sind richtig

D. Nur 1, 2 und 4 sind richtig

E. Alle Aussagen sind richtig

8.005		
8.006		
8.007	3.10.3	Fragentyp B

Ordnen Sie bitte jedem Syndrom der Liste 1 die entsprechende Symptomatik der Liste 2 zu.

<u>Liste 1</u>

8.005 Verwirrtheitszustand

8.006 Delir

8.007 Dämmerzustand

<u>Liste 2</u>

A. Klinisch unspezifisches Syndrom mit psychomotorischer Hemmung, Überempfindlichkeit auf Geräusche, Wahnideen

B. Inkohärentes Denken, Desorientiertheit, motorische Unruhe, Angst, Verkennung der Umwelt

C. Plötzliche Episoden von Gedächtnisstörungen bei normaler Wachheit, Konfabulationen, Affektlabilität

D. Psychomotorische Unruhe, vegetative Störungen, optische Halluzinationen

E. Bewußtseinseinengung, Irritiertheit, quasi traumwandlerischer Zustand mit anschließender Amnesie, EEG-Veränderungen

8.008	3.11.3	Fragentyp D

Welche Aussagen über das chronische organische Psychosyndrom treffen zu?

1) Im Gegensatz zum hirndiffusen Psychosyndrom sind die hirnlokalen Psychosyndrome weniger durch Störungen intellektueller Funktionen gekennzeichnet.

2) Eine Sonderform des organischen Psychosyndroms mit Merkstörungen, Konfabulationen und Desorientiertheit wird als Korsakow-Syndrom bezeichnet.

3) Typisch für ein organisches Psychosyndrom ist der Autismus.

4) Frühsymptome eines organischen Psychosyndroms können erhöhte Ermüdbarkeit, Umständlichkeit, Verlangsamung und Weitschweifigkeit sein.

5) Leichte Fälle lassen sich durch die gebräuchlichen testpsychologischen Untersuchungen grundsätzlich gut erfassen.

Wählen Sie bitte die zutreffende Aussagenkombination.

A. Nur 1 und 4 sind richtig

B. Nur 2 und 4 sind richtig

C. Nur 1, 2 und 4 sind richtig

D. Nur 3, 4 und 5 sind richtig

E. Alle Aussagen sind richtig

8.009   3.4   Fragentyp A1

Welche Antwort trifft zu?
Für Gedächtnisstörungen gilt:

A. Die Zeitdauer der anterograden Amnesie nach einem
   Schädel-Hirn-Trauma ist ein Indikator für den Schwe-
   regrad des Traumas.

B. Für Gedächtnisstörungen bei organischen Psychosyndromen ist charakteristisch, daß das Frischgedächtnis
   und die Merkfähigkeit stärker betroffen sind als das
   Altgedächtnis.

C. Eine Beeinträchtigung der chronologischen Einordnung
   eigener Lebensereignisse oder zeitgeschichtlicher
   Daten wird als Störung des "Zeitgitters" bezeichnet.

D. Schwere Merkfähigkeitsstörungen können zur Desorientiertheit führen.

E. Alle genannten Aussagen treffen zu.

8.010   3.4   Fragentyp A2

Welche Aussage trifft <u>nicht</u> zu?
Für Merkstörungen gilt:

A. Ein Symptomenkomplex mit Konfabulationen, verbunden
   mit hochgradiger Merkschwäche und Desorientiertheit,
   wird allgemein als amnestisches Syndrom (Korsakow-
   Syndrom) bezeichnet.

B. Im Gegensatz zum Korsakow-Syndrom sind Konfabulationen bei der Pseudologia phantastica nicht durch eine
   organische Merkschwäche gekennzeichnet.

C. Schon bei leichten Merkstörungen werden Gedächtnis-
   lücken häufig durch Konfabulationen überbrückt.

D. Die Unterscheidung zwischen Korsakow-Psychose bzw.
   -Syndrom aufgrund einer zusätzlich vorhandenen Polyneuropathie erfolgt im deutschen Sprachgebrauch
   nicht einheitlich.

E. Es wird angenommen, daß ein amnestisches Syndrom
   durch schwere Läsionen des Systems Hippocampus-
   Fornix-Corpus mamillare verursacht wird.

8.011   3.10.4   Fragentyp A2

Welche Aussage trifft <u>nicht</u> zu?
Folgende Verfahren sind zur testpsychologischen Untersuchung von organischen Psychosyndromen besonders geeignet:

A. Hamburg-Wechsler-Test (Hawie bzw. Hawik), insbesondere Zahlen-Symbol-Test und Mosaiktest

B. Benton-Test

C. Thematic-apperception-Test (TAT)

D. Rechentest nach Kraepelin/Pauli

E. d_2-Aufmerksamkeitsbelastungstest

8.012   3.11.1   Fragentyp D

Welche Aussagen über die Demenz treffen zu?

1) Der Begriff Demenz wird in der Psychiatrie sowohl zur
   Kennzeichnung spezieller Syndrome wie auch bei der
   nosologischen Beschreibung bestimmter Krankheiten
   verwendet.

2) Eine Demenz kommt nur bei primären Hirnerkrankungen vor.

3) Eine Demenz ist eine angeborene Störung.

4) Eine Demenz verläuft auch unter therapeutischen Maßnahmen stets unaufhaltsam progredient.

5) Eine Demenz ist vorwiegend durch corticale Leistungsminderungen gekennzeichnet.

Wählen Sie bitte die zutreffende Aussagenkombination.

A. Nur 1 ist richtig

B. Nur 1 und 5 sind richtig

C. Nur 2 und 4 sind richtig

D. Nur 1, 4 und 5 sind richtig

E. Alle Aussagen sind richtig

8.013		
8.014		
8.015	2.5	Fragentyp B

Ordnen Sie bitte den cerebralen Strukturen der Liste 1 die entsprechenden psychischen Störungen der Liste 2 zu.

Liste 1

8.013 Frontalhirn (Marklager und Konvexität)

8.014 Frontalhirn (orbitale Rinde)

8.015 Temporalhirn (insbesondere zum limbischen System gehörige mediobasale Anteile)

Liste 2

A. Orientierungsstörungen, Schlaflosigkeit, Adipositas, Libidoverlust

B. Aspontaneität, verminderter Eigenantrieb, Echosymptome, Perseverationen, affektive Nivellierung, evtl. epileptische Anfälle und/oder motorische Aphasie

C. Psychische Verlangsamung, gesteigertes Schlafbedürfnis, Interesselosigkeit, Apathie, Affektlabilität, evtl. endokrine oder vegetative Regulationsstörungen

D. Störung der Affektivität und Persönlichkeitsveränderungen mit Verlust der Wertvorstellungen, Enthemmung des Antriebs (evtl. jedoch Antriebsverlust) sowie des aggressiven und sexuellen Triebverhaltens, Euphorie, evtl. Riechstörung

E. Reizbarkeit, Ängstlichkeit, depressive Verstimmung, evtl. generalisierte oder partielle (psychomotorische) Anfälle und/oder sensorische Aphasie

| 8.016 | 2.3 | Fragentyp D |

Bei einer gründlichen Prüfung sprachlicher Funktionen (Aphasieprüfung) werden folgende Leistungen untersucht:

1) Spontan-, Reihen- und Nachsprechen

2) Buchstaben benennen und laut lesen

3) Sprachverständnis

4) Rechnen

5) Schreiben

Wählen Sie bitte die zutreffende Aussagenkombination.

A. Nur 1 und 2 sind richtig

B. Nur 1, 2 und 3 sind richtig

C. Nur 1, 2, 3 und 4 sind richtig

D. Nur 1, 2, 3 und 5 sind richtig

E. Alle Aussagen sind richtig

8.017 **2.3** **Fragentyp A1**

Welche Aussage trifft zu?
Bei einer amnestischen Aphasie

A. sind Wortfindung und Sprachverständnis gestört

B. werden Gegenstände erkannt, können aber nicht benannt werden

C. werden vertraute Personen nicht mehr erkannt

D. sind Schreiben und Lesen ebenfalls schwer beeinträchtigt

E. sind Reihen- und Nachsprechen kaum noch möglich

8.018 **2.4** **Fragentyp A2**

Welche Aussage trifft nicht zu?
Bei Apraxien

A. handelt es sich um Störungen von Bewegungs- und/oder Handlungsabläufen

B. erfolgt die Testung sowohl durch verbale wie durch imitatorische Aufforderung

C. handelt es sich um Störungen, die immer mit einer Bewußtseinstrübung, Demenz oder schweren Beeinträchtigung der Tiefensensibilität vergesellschaftet sind

D. ist das Auftreten von Parapraxien von großer diagnostischer Bedeutung

E. ist bei der Untersuchung auf Perseverationen zu achten; bei sehr starken perseveratorischen Tendenzen kann die Diagnose einer Apraxie nicht gestellt werden

8.019   3.10.3   Fragentyp A2

Welche Aussage trifft <u>nicht</u> zu?
Für das Alkoholdelir gilt:

A. Die Symptomatik beginnt häufig nachts.

B. Cerebrale Krampfanfälle vom Grand-mal-Typ treten gewöhnlich erst nach Ausbruch des Delirs auf.

C. Über die Entstehung des Alkoholdelirs gibt es verschiedene Hypothesen.

D. Prodromalerscheinungen können tage- bis wochenlang vorhanden sein und werden als Prädelir bezeichnet.

E. Differentialdiagnostisch ist an ein Leberkoma zu denken.

8.020   3.10   Fragentyp A2

Welche Aussage trifft <u>nicht</u> zu?
Delirante Episoden kommen vor

A. im Frühstadium der Alzheimer-Krankheit

B. bei chronischer Bromvergiftung

C. bei interkurrenten hochfieberhaften Erkrankungen

D. bei Cocainabhängigkeit

E. unter der Therapie Parkinson-Kranker mit Dopapräparaten

8.021   3.10.3   Fragentyp A2

Welche Aussage trifft <u>nicht</u> zu?
Für Halluzinationen gilt:

A. Typisch für die Alkoholhalluzinose ist eine Bewußtseinstrübung mit Desorientiertheit.

B. Die chronische taktile Halluzinose kommt häufiger bei älteren Menschen vor.

C. Bei der Alkoholhalluzinose bestehen vorwiegend akustische Sinnestäuschungen.

D. Eine Alkoholhalluzinose kann in ein chronisches organisches Psychosyndrom übergehen.

E. Eine chronische taktile Halluzinose kann bei Cocain- und Pervitinabusus, aber auch bei degenerativen cerebralen Erkrankungen auftreten.

8.022	4.4.2	Fragentyp A2

Welche Aussage trifft nicht zu?
Für die progressive Paralyse gilt:

A. Die Krankheit beginnt oft mit uncharakteristischen
   Störungen.

B. Es handelt sich um eine diffuse Encephalitis durch
   Spirochätenbefall des zentralnervösen Parenchyms.

C. Leitsymptome der verschiedenen Verlaufsformen ist
   die chronische organische Persönlichkeitsveränderung.

D. die pathologisch-anatomisch nachweisbare Hirnatrophie
   betrifft vorwiegend das Parietal- und Temporalhirn.

E. Ein Kriterium für die Wirksamkeit einer Penicillin-
   therapie ist in erster Linie die Rückbildung der pathologischen Liquorveränderungen, insbesondere der
   Pleocytose und Eiweißerhöhung.

8.023	4.2.2	Fragentyp A2

Welche Aussage trifft nicht zu?
Psychische Störungen und subjektive Beschwerden bei Pa-
tienten mit intrakranieller Drucksteigerung können im
Frühstadium sein:

A. Rasch progrediente intellektuelle Leistungsminderung

B. Interesselosigkeit und Gleichgültigkeit

C. Antriebsminderung und verstärkte Ermüdbarkeit

D. Vermehrte Erregbarkeit und Reizbarkeit

E. Kopfschmerzen und Gedächtnisstörungen

8.024	4.5.2	Fragentyp A2

Welche Aussage trifft nicht zu?
Als Folgen eines Schädel-Hirn-Traumas im Erwachsenen-
alter können auftreten:

A. Organische Persönlichkeitsveränderungen

B. Organische Hirnleistungsschwäche

C. Neurotische Verarbeitungen

D. ein apallisches Syndrom

E. Entwicklung einer Debilität

8.025   3.10   Fragentyp C

Nach Abklingen der Bewußtlosigkeit sind Patienten, bei denen sich eine traumatische (Contusions-)Psychose entwickelt, häufig sehr stark gefährdet,

weil

bei Patienten mit einer Contusionspsychose oft eine amentiell-delirante Symptomatik mit heftigen Erregungszuständen besteht.

8.026   8.4   Fragentyp A2

Welche Aussage trifft nicht zu?
Bei einer hepatischen Encephalopathie (Leberkoma)

A. bestehen Bewußtseinsstörungen

B. besteht ein Foetor hepaticus

C. ist immer der Ammoniakgehalt im Blut massiv erhöht

D. ist ein "flapping tremor" vorhanden

E. sind oft typische EEG-Veränderungen zu registrieren

8.027   4.7.2   Fragentyp A1

Welche Aussagen treffen zu?
Psychische Störungen im Rahmen cerebraler Anfallsleiden können sein:

1) Funktionelle Anfälle

2) Postparoxysmale Dämmerzustände

3) Paranoid-halluzinatorische Episoden

4) Wesensänderung und Intelligenzminderung

5) Episodische Verstimmungszustände

Wählen Sie bitte die zutreffende Aussagenkombination.

A. Nur 2 und 3 sind richtig

B. Nur 1, 2 und 3 sind richtig

C. Nur 2, 3 und 4 sind richtig

D. Nur 1, 2 und 5 sind richtig

E. Alle Aussagen sind richtig

8.028   3.11   Fragentyp A1

Welche Aussage trifft zu?
Für dementielle Prozesse gilt:

A. Bestimmte Demenzprozesse können durch Viren hervorge-
   rufen werden.

B. In Anbetracht der schlechten Prognose demntieller
   Prozesse ist eine aufwendige ätiologische Abklärung
   nicht sinnvoll.

C. Pathologisch-anatomisch sind sog. Drusen, senile
   Plaques und Alzheimer-Fibrillen spezifisch für eine
   Alzheimer-Erkrankung.

D. Erst im Spätstadium der Pick-Erkrankung treten Persönlichkeitsveränderungen auf.

E. Alle genannten Aussagen treffen zu.

8.029   3.11   Fragentyp A2

Welche Aussage trifft nicht zu?
Zur Abklärung einer dementiellen Symptomatik unklarer
Ätiologie sind folgende blutchemischen bzw. serologi-
schen Untersuchungen sinnvoll:

A. TPHA- und/oder FTA-TEst

B. Coeruloplasminspiegel

C. Vitamin-B_{12}- und Folsäurespiegel

D. Kupferspiegel

E. Alkoholspiegel

8.030   4.6.2   Fragentyp A1

Welche Aussage trifft zu?
Für die cerebrale Gefäßsklerose gilt:

A. Charakteristisch im Anfangsstadium ist die Trias:
   Müdigkeit mit Schlafumkehr, Kopfdruck und unsystema-
   tischer Schwindel.

B. Bei einer hypertensiven Encephalopathie ist pathologisch-anatomisch eine Hyalinose der intracerebralen
   Arteriolen vorhanden.

C. Sedativa können bei cerebralsklerotisch bedingten
   Erregungszuständen eine paradoxe Wirkung besitzen.

D. Die klinische Differenzierung zwischen einer arterio-
   sklerotisch bedingten (Multiinfarkt-) und einer de-
   generativ bedingten Demenz kann schwierig sein.

E. Alle genannten Aussagen treffen zu.

8.031   3.10   Fragentyp F

Ein 36jähriger Maurer wird von seiner Ehefrau in die
Sprechstunde eines Allgemeinarztes gebracht. Er wirkt
sehr apathisch, stark verlangsamt und schläfrig; es
erfolgen nur wenige spontane Äußerungen und Bewegungen.
Im Gespräch werden Gedächtnis- und Orientierungsstörungen erkennbar.
Wahrscheinlich handelt es sich um

A. eine organische Persönlichkeitsveränderung

B. eine präsenile Demenz

C. eine akute organische Psychose

D. ein Alkoholdelir

E. einen akinetischen Mutismus

8.032   3.10   Fragentyp F

Ein 45jähriger Mann, der wegen einer Hüftkopfnekrose seit
3 Tagen in der orthopädischen Abteilung eines Kranken-
hauses behandelt wird, wird zunehmend unruhig, ängstlich,
erregt, zittrig und schwitzt stark. Er sieht auf seiner
Bettdecke mehrere Reihen von Käfern daherklettern und im
Kleiderschrank verschwinden. Auf Anreden reagiert er ab-
weisend und ist örtlich und situativ desorientiert.

Wahrscheinlich handelt es sich um

A. ein Delir bei Alkohol- oder Medikamentenabhängigkeit

B. eine schwere Angstneurose

C. eine akute schizophrene Psychose

D. eine akute Alkoholintoxikation

E. eine Alkoholhalluzinose

8.033 3.10.4 Fragentyp D

Das EEG kann in der Psychiatrie in folgenden Fällen
sinnvoll eingesetzt werden:

1) Zum Nachweis von organischen Teilursachen bei kindlichen Verhaltensstörungen

2) Zur Differenzierung endogener und körperlich begründ-
barer Psychosen

3) Zum Nachweis paroxysmaler Veränderungen unter Neuro-
leptica- und/oder Lithiumtherapie

4) Zur Abklärung ätiologisch unklarer Dämmerzustände

5) In der Diagnostik psychischer Störungen im Senium.

Wählen Sie bitte die zutreffende Aussagenkombination.

A. Nur 1 und 3 sind richtig

B. Nur 1, 3 und 5 sind richtig

C. Nur 3, 4 und 5 sind richtig

D. Nur 1, 3, 4 und 5 sind richtig

E. Alle Aussagen sind richtig

8.034   3.11.2   Fragentyp A2

Welche Aussage trifft <u>nicht</u> zu?
Pathologisch-anatomisch bestehen

A. bei der Pick-Krankheit sog. argyrophile kugelförmige
   Einschlüsse im Cytoplasma von Ganglienzellen des
   Ammonshorns und des Neocortex

B. beim Leberkoma pathologisch veränderte Astrocyten,
   sog. Alzheimer-Glia I und II ("Leberglia")

C. senile Drusen und Alzheimer-Fibrillen-Veränderungen
   niemals bei geistig gesunden Greisen

D. bei der Wilson-Krankheit Nekrosen des Putamens

E. bei der Jacob-Creutzfeldt-Krankheit histologisch ein
   Status spongiosus und gelegentlich "Kuru"-Plaques

8.035   3.11   Fragentyp A1

Welche Aussage trifft zu?
Für die Therapiemöglichkeiten bei organischen Psychosen
gilt:

A. Bei organischen Psychosen ist stets eine Behandlung
   der jeweiligen Grundkrankheit möglich.

B. Bereits eingetretene Hirnparenchymnekrosen bei pro-
   gressiver Paralyse bleiben trotz intensiver Penicil-
   linbehandlung irreversibel.

C. Bei Kranken mit körperlich begründbaren Psychosen
   ist häufig die Toleranz für Sedativa und Neuroleptica erhöht.

D. Eine psychotherapeutische Führung eines Patienten
   mit beginnender Hirnleistungsschwäche ist sinnlos.

E. Alle genannten Aussagen treffen nicht zu.

8.036   4   Fragentyp A2

Welche Aussage trifft <u>nicht</u> zu?
Durch spezifische Therapiemaßnahmen lassen sich folgende Krankheitsbilder, die ein organisches Psychodrama
beinhalten können, wenigstens zum Teil günstig beeinflussen:

A. Jacob-Creutzfeldt-Erkrankung

B. Funiculäre Myelose

C. Wilson-Krankheit

D. Wernicke-Encephalopathie

E. Aresorptiver Hydrocephalus (normal pressure hydrocephalus)

9. Psychiatrie des höheren Lebensalters

Welche Aussage trifft zu?
Unter den psychischen Störungen der 60–70jährigen werden
folgende am häufigsten gefunden:

A. Spätschizophrenien

B. Fortgeschrittene hirnatrophische Prozesse des höheren
   Lebensalters

C. Alkoholismus und Medikamentenabhängigkeit

D. Endogene Depressionen

E. Abnorme Erlebnisreaktionen, Persönlichkeitsstörungen
   und Neurosen

Welche Aussagen über die seelische und körperliche Gesundheit im höheren Lebensalter treffen zu?

1) Über 65jährige besitzen ein größeres Risiko, an akuten oder chronischen körperlichen Leiden zu erkranken.

2) Besonders die alleinstehenden Älteren sind einem
   überdurchschnittlichen Gesundheitsrisiko ausgesetzt.

3) Der Zusammenhang zwischen körperlicher und seelischer
   Gesundheit ist im höheren Lebensalter besonders eng.

4) Wegen der Zunahme des Anteils der über 65jährigen an
   der Gesamtbevölkerung wird ein weiterer Ausbau ambu-
   lanter und institutioneller sozialer und medizinischer
   Hilfseinrichtungen zur Prävention und Behandlung von
   Alterserkrankungen erforderlich sein.

5) Wegen der Zunahme des Anteils der über 65jährigen an
   der Gesamtbevölkerung muß die Bettenkapazität psychi-
   atrischer Krankenhäuser vergrößert werden, damit dort
   die Langzeitbetreuung psychisch gestörter Alterskran-
   ker erfolgen kann.

Wählen Sie bitte die zutreffende Aussagenkombination.

A. Nur 5 ist richtig

B. Nur 1 und 3 sind richtig

C. Nur 1, 2, 3 und 4 sind richtig

D. Nur 1, 2, 4 und 5 sind richtig

E. Alle Aussagen sind richtig

9.003   Fragentyp A1

Welche Aussage trifft zu?
Für die intellektuelle Leistungsfähigkeit Älterer gilt:

A. Ca. 70% aller über 90jährigen leiden an einer Demenz.

B. Das Lebensalter ist ein wichtigerer Prädiktor für die
   intellektuelle Leistungsfähigkeit als die körperliche
   Gesundheit.

C. Die intellektuelle Leistungsfähigkeit nimmt im Alter
   nur in Teilbereichen obligatorisch ab, insbesondere
   in Form einer Verlangsamung psychomotorischer Fähigkeiten.

D. Im Alter nehmen nur die verbalen, nicht aber die prak-
   tischen Fähigkeiten ab.

E. Regelmäßiges Training intellektueller Fähigkeiten
   wirkt sich bei Älteren wegen der Gefahr der Überforderung negativ aus.

9.004   Fragentyp D

Welche Aussagen über Menschen im höheren Lebensalter treffen zu?

1) Ältere übernehmen häufig von ihrer Umgebung die Ansichten und Vorurteile über das Altern.

2) Die Mehrzahl Älterer ist reizbar, jähzornig und vorwurfsvoll gegenüber ihrer Umgebung.

3) Im Alter kommen Zuspitzungen von bereits im jüngeren Lebensalter bestehenden Charakterzügen vor.

4) Die Mehrzahl rüstiger älterer Menschen würde gern im Haushalt ihrer Kinder leben.

5) Durch die räumliche Trennung der Generationen in den meisten Industriegesellschaften ist es zu einer sozialen Isolierung der Älteren gekommen.

Wählen Sie bitte die zutreffende Aussagenkombination.

A. Nur 1 und 3 sind richtig

B. Nur 3, 4 und 5 sind richtig

C. Nur 1, 2, 3 und 4 sind richtig

D. Nur 1, 3, 4 und 5 sind richtig

E. Alle Aussagen sind richtig

9.005   15   Fragentyp D

Welche Aussagen über die Sexualität im Alter treffen zu?

1) Die verminderte sexuelle Aktivität Älterer läßt sich eindeutig auf endokrinologische involutive Veränderungen zurückführen.

2) Sexuelle Störungen im höheren Lebensalter werden ausschließlich bei Frauen beobachtet.

3) Eine Paartherapie sexueller Störungen im höheren Lebensalter ist erfolglos, eine Einzeltherapie ist daher anzustreben.

4) Soziale und psychische Faktoren beeinflussen das sexuelle Verhalten Älterer nicht.

5) Körperliche Erkrankungen können einen Einfluß auf die Sexualität Älterer haben.

Wählen Sie bitte die zutreffende Aussagenkombination.

A. Nur 1 ist richtig

B. Nur 5 ist richtig

C. Nur 1 und 4 sind richtig

D. Nur 1, 2 und 5 sind richtig

E. Nur 1, 2, 4 und 5 sind richtig

9.006   13.1   Fragentyp D

Abnorme Trauerreaktionen bei älteren Menschen

1) sollten mit einer stützenden Psychotherapie oder
   einer focal auf den Konflikt zentrierten Kurzpsychotherapie behandelt werden

2) gehen häufig mit realen Selbstvorwürfen einher

3) dauern nur in Ausnahmefällen länger als 1 bis 2 Wochen

4) werden zu den abnormen Erlebnisreaktionen gezählt

5) können häufig mit einer konflikthaften Beziehung zu
   der verlorengegangenen Person zusammenhängen

Wählen Sie bitte die zutreffende Aussagenkombination.

A. Nur 2 ist richtig

B. Nur 1, 2 und 5 sind richtig

C. Nur 2, 3 und 5 sind richtig

D. Nur 1, 2, 3 und 5 sind richtig

E. Nur 1, 2, 4 und 5 sind richtig

Welche Aussagen über die Pensionierung (Berentung) treffen zu?

1) Die Pensionierung ist nicht selten Anlaß für Lebenskrisen.

2) Die Pensionierung führt außerordentlich häufig zu
Todesfällen (Pensionierungstod).

3) Die Pensionierung kann depressive Verstimmungen begünstigen.

4) Die Pensionierung erfordert Umstellung und Neuanpas-
sung.

5) Es wäre für die Älteren wünschenswert, wenn die Pensionierung in jedem Fall mit dem 60. Lebensjahr er-
folgte.

Wählen Sie bitte die zutreffende Aussagenkombination.

A. Nur 1, 2 und 4 sind richtig

B. Nur 1, 3 und 4 sind richtig

C. Nur 1, 2, 3 und 4 sind richtig

D. Nur 1, 3, 4 und 5 sind richtig

E. Alle Aussagen sind richtig

Aus der Sicht der Psychoanalytischen Entwicklungspsy-
chologie (Erikson)

1) unterscheiden sich das Altern und das Alter von Ent-
wicklungsphasen in jüngeren Lebensjahren dadurch,
daß sie als statische Zeitabschnitte ohne spezifische
psychosoziale Aufgaben anzusehen sind

2) sind die Aufgaben der Adoleszenz durch die Fähigkeit
zum Zeugen und Erziehen der nächsten Generation, zu
Produktivität und Schöpfertum charakterisiert

3) ist die Phase ungefähr ab dem 50./55. Lebensjahr bis
hin ins hohe Alter durch die Auseinandersetzung und
das Akzeptieren des Alters und des Altseins einschließlich Sterben und Tod charakterisiert

4) ist die Voraussetzung zur Erreichung der nächsten
Phase im Lebenscyclus die befriedigende Lösung der
Aufgaben der vorherigen Phase

Wählen Sie bitte die zutreffende Aussagenkombination.

A. Nur 1 ist richtig

B. Nur 4 ist richtig

C. Nur 1 und 2 sind richtig

D. Nur 3 und 4 sind richtig

E. Nur 2, 3 und 4 sind richtig

9.009   9.1.5   Fragentyp A2

Welche Aussage trifft <u>nicht</u> zu?
Die Spätdepression (sog. Involutionsdepression)

A. ist eine Spätform der affektiven Psychosen

B. geht mit ähnlichen Symptomen einher wie melancholische Phasen im jüngeren Lebensalter

C. bedarf grundsätzlich gleicher therapeutischer Maßnahmen wie die Melancholie bei Jüngeren

D. wird meist durch hirnorganische Abbauprozesse verursacht

E. bringt eine besondere Gefährdung wegen der Suicidtendenz mit sich

9.010   Fragentyp A1

Welche Aussage trifft zu?
Depressive Syndrome im höheren Lebensalter

A. beruhen im allgemeinen auf einer hormonalen Dysfunktion

B. sind ätiologisch unspezifisch

C. können als Leitsymptom einer sog. Spätschizophrenie angesehen werden

D. sind stets Ausdruck einer affektiven Psychose

E. weisen in der Regel auf eine hirnorganische Erkrankung hin

9.011   10   Fragentyp A2

Welche Aussage trifft nicht zu?
Paranoide Psychosen im Senium

A. können ein sich erst spät manifestierendes endogen-
   psychotisches Geschehen darstellen

B. unterscheiden sich in ihrem Erscheinungsbild nicht
   wesentlich von dem endogener paranoider Syndrome im
   jüngeren Lebensalter

C. erhalten durch ihr Auftreten in einem späteren Lebens-
   abschnitt eine besondere Prägung

D. münden in der Regel in eine Demenz ein

E. sind häufig durch ein Nebeneinander organischer, endogener und erlebnisreaktiver Entstehungsbedingungen
   charakterisiert

9.012   10   Fragentyp D

Welche Aussagen treffen zu?
Paranoide Syndrome im höheren Lebensalter

1) hängen beim ersten Auftreten jenseits des 60. Lebensjahres nicht selten mit einem Mangel an sozialen Kontakten zusammen

2) werden überwiegend auf eine exogen-somatische Genese
   zurückgeführt

3) bilden sich spontan zurück

4) gehen nur selten mit halluzinatorischen Erlebnissen
   einher

Wählen Sie bitte die zutreffende Aussagenkombination.

A. Keine Aussage trifft zu

B. Nur 1 ist richtig

C. Nur 1 und 4 sind richtig

D. Nur 1, 2 und 4 sind richtig

E. Alle Aussagen sind richtig

9.013   10.2.3   Fragentyp A2

Welche Aussage trifft nicht zu?
Die chronische taktile Halluzinose

A. wird zumeist bei jüngeren und nur in Ausnahmefällen
   bei älteren Menschen beobachtet

B. wird mit präsenilen hirnorganischen Erkrankungen in
   Zusammenhang gebracht

C. wird im allgemeinen zu den körperlich begründeten
   organischen Psychosen gerechnet

D. bietet zumeist wegen ihrer charakteristischen
   Symptome und ihres Verlaufes keine differential-
   diagnostischen Schwierigkeiten

E. wird auch Dermatozoenwahn genannt

9.014   3.8.6   Fragentyp A1

Welche Aussage trifft zu?
Der Begriff "affektlabil" bezeichnet

A. ein starkes Schwanken zwischen Manie und Depression

B. einen Zustand uneinfühlbarer depressiver Verstimmung

C. einen Zustand raschen Stimmungswechsels mit verstärk-
   ter affektiver Ablenkbarkeit durch Reize aus der Umgebung, wobei die Affekte meist nur eine kurze Dauer
   haben

D. ein Zustandsbild, das nur bei Älteren zu beobachten
   ist

E. einen Zustand von Teilnahmslosigkeit und Antriebsmangel

9.015   3.11
                  4.3   Fragentyp D

Welche Aussagen über die senile Demenz treffen zu?

1) Es finden sich eine chronisch progrediente Beeinträchtigung der intellektuellen Funktionen und häufig
   auch affektive Störungen bis hin zur Affektinkontinenz.

2) Die senile Demenz tritt zumeist im 8. oder 9. Lebensjahrzehnt auf.

3) Arteriosklerotische und senile Demenz lassen sich durch
   ihre psychopathologischen Symptome stets voneinander
   unterscheiden.

4) An einer senilen Demenz erkranken fast ausschließlich
   Menschen mit einer angeborenen Minderbegabung.

5) Eine wirksame Behandlung gibt es zum heutigen Zeitpunkt noch nicht.

Wählen Sie bitte die zutreffende Aussagenkombination.

A. Nur 1 ist richtig

B. Nur 5 ist richtig

C. Nur 1, 2 und 3 sind richtig

D. Nur 1, 2 und 5 sind richtig

E. Alle Aussagen sind richtig

9.016   18   Fragentyp D

Welche Aussagen über psychotherapeutische Behandlungsverfahren treffen zu?

1) Psychotherapeutische Behandlungsverfahren sind generell jenseits des 55. Lebensjahres erfolglos und sollten daher nicht angewandt werden.

2) Sie können durchaus auch im höheren Lebensalter zur
   Anwendung kommen, allerdings ausschließlich in Form
   stützender psychotherapeutischer Verfahren, da keine
   tiefere Einsicht in unbewußte Konflikte zu erwarten
   ist.

3) Sie sind bei Älteren, auch in Form einer analytischen
   Psychotherapie, indiziert.

4) Sie sind bei Älteren deshalb nicht indiziert, da die
   psychischen Erkrankungen Älterer fast ausschließlich
   endogen oder somatogen verursacht werden.

Wählen Sie bitte die zutreffende Aussagenkombination.

A. Keine Aussage trifft zu

B. Nur 2 ist richtig

C. Nur 3 ist richtig

D. Nur 4 ist richtig

E. Nur 1 und 4 sind richtig

9.017   **Fragentyp A2**

Welche Aussage trifft <u>nicht</u> zu?
Für soziotherapeutische Maßnahmen gilt:

A. Sie haben bei Älteren zum Ziel, Isolation und Ver-
einsamung zu verhindern bzw. zu beheben.

B. Sie dienen der Vermittlung und Schaffung altenge-
rechter Wohnbedingungen.

C. Sie haben im höheren Lebensalter nur geringen Wert.

D. Sie können bei Älteren Reize bieten zum Erhalt
sozialer Fertigkeiten und intellektueller Leistungs-
funktionen.

E. Sie können darin bestehen, einen Älteren in einem
Altenheim unterzubringen.

9.018   **Fragentyp A1**

Welche Aussage trifft zu?
Zur Behandlung deliranter Syndrome im Alter eignen sich
folgende Psychopharmaka:

A. Anafranil (Clomipramin)

B. Distraneurin (Clomethiazol)

C. Akineton (Biperidin)

D. Distraneurin (Clomethiazol) und Akineton (Biperidin)

E. Neurocil (Levomepromazin)

Welche Aussage trifft zu?
Für die Psychopharmakatherapie im höheren Lebensalter
gilt:

A. In der Regel müssen Psychopharmaka geringer dosiert
   werden als bei Jüngeren.

B. Wegen der häufigen Resorptionsstörungen müssen Psychopharmaka in der Regel höher dosiert werden als
   bei Jüngeren.

C. Unerwünschte Nebenwirkungen durch Psychopharmaka treten bei Älteren praktisch nicht auf.

D. Beim Auftreten einer deliranten Episode sollten die
   zuvor verabreichten Psychopharmaka eher höher dosiert
   werden.

E. Wegen der großen Gefahr extrapyramidalmotorischer
   Störungen sollten bei Älteren Neuroleptica grundsätzlich mit Akineton kombiniert verabreicht werden.

Welche Aussage trifft nicht zu?
Bei manchen älteren Patienten, die wegen Verhaltensauf-
fälligkeiten in die Klinik eingewiesen werden, kommt es
nach Absetzen der Psychopharmaka zu einer dramatischen
Besserung.
Welche Konsequenz ist daraus zu ziehen?

A. Die Älteren und ihre Angehörigen sollten genau über
   die Notwendigkeit einer exakten Dosierung, die uner-
   wünschten und erwünschten Wirkungen des Pharmakons
   und das erstrebte Ziel informiert werden.

B. Es sollten möglichst wenige verschiedene Medikamente
   zur gleichen Zeit verabreicht werden.

C. Zur Vermeidung eines medikamentösen Delirs empfiehlt
   sich die prophylaktische zusätzliche Gabe von Distraneurin (Clomethiazol).

D. Außer bei akut psychotischen Zuständen sollten Psychopharmaka langsam ansteigend dosiert werden.

E. Es empfehlen sich regelmäßige ambulante Kontrollen
   des körperlichen Gesundheitszustandes, um gering-
   gradige unerwünschte Nebenwirkungen und körperliche
   Erkrankungen rechtzeitig zu erfassen.

Der 71jährige Herr O. lebt seit dem Tode seiner Frau
vor 5 Jahren allein. Zunehmend vernachlässigt er die
Pflege seiner Kleidung und seiner Wohnung. Wiederholt
findet er nicht zu seiner Wohnung zurück. Im Gespräch
erscheint er weitschweifig, zeigt stereotype Rede-
wendungen, weiß allgemeine Tagesereignisse und den
Wochentag nicht zu benennen. Beim Ansprechen seines
Alleinseins weint er heftig.
Welche Aussage trifft zu?

A. Diagnostisch handelt es sich am ehesten um ein organisches Psychosyndrom.

B. Diagnostisch handelt es sich am ehesten um eine reaktive Depression.

C. Vorrangig sollte ein Behandlungsversuch mit einem
   Antidepressivum erfolgen.

D. Eine Heimunterbringung sollte auf keinen Fall er-
   wogen werden.

E. Eine gründliche körperliche Diagnostik erübrigt sich
   wegen der Irreversibilität der genannten Symptome.

10. Kinder- und Jugendpsychiatrie

Eine Verhaltensstörung im Kindes- und Jugendalter kann
Ausdruck folgender Situationen sein:

1) Einer Fehlerziehung

2) Einer Charakterstörung

3) Einer reaktiven Depression

4) Einer gestörten Eltern-Kind-Beziehung

Wählen Sie bitte die zutreffende Aussagenkombination.

A. Nur 1 und 2 sind richtig

B. Nur 1 und 4 sind richtig

C. Nur 1, 3 und 4 sind richtig

D. Nur 1, 2 und 4 sind richtig

E. Alle Aussagen sind richtig

Welche Aussage trifft zu?
Welches der folgenden Symptome bei kindlichen Neurosen
kommt am wenigsten häufig vor?

A. Zurückgezogenheit

B. Aggressionsausbrüche

C. Angstgefühle

D. Schulversagen

E. Blinzeltic

10.003   14.6.2   Fragentyp A2

Welche Aussage trifft nicht zu?
Ein unwillkürlich auftretendes, umschriebenes Zucken
im Gesicht kann vorkommen bei Kindern mit folgender
Diagnose:

A. Gesichtstic

B. Myoklonie

C. Epileptische Anfälle

D. Motorisches Zwangsphänomen

E. Trigeminusparese

10.004   14.8.2   Fragentyp A1

Welche Aussage trifft zu?
Aufgrund welches Syndroms werden Kinder derzeit am
häufigsten beim Kinderpsychiater vorgestellt?

A. Schlechte Schulleistung

B. Aggressivität

C. Hyperaktivität

D. Kontaktstörungen

E. Ängstlichkeit

10.005   14.8   Fragentyp A2

Welche Aussage trifft nicht zu?
Eine Schulphobie ist gekennzeichnet durch

A. kindliches Abhängigkeitbedürfnis

B. kindliche Passivität

C. Trennungsangst von der Mutter

D. Angst vor aggressivem, strafendem Vater

E. Überprotektive Mutter

10.006   14.8.1   Fragentyp A1

Welche Aussage trifft zu?
Die häufigste Ursache der Schulphobie ist:

A. Aggressiver Lehrer

B. Leistungsmangel

C. Ausgeprägte Mutter-Kind-Symbiose

D. Geringe Intelligenz

E. Beginnende Verwahrlosung

10.007   14.6.2   Fragentyp D

Die Enuresis nocturna

1) ist meist erblich bedingt

2) kann Ausdruck einer reaktiven Depression sein

3) kann Ausdruck einer gestörten Eltern-Kind-Beziehung
   sein

4) kommt bei Mädchen öfter vor als bei Jungen

5) hat ca. jedes 20. Kind bei der Einschulung

Wählen Sie bitte die zutreffende Aussagenkombination.

A. Nur 4 ist richtig

B. Nur 2 und 5 sind richtig

C. Nur 1, 2 und 5 sind richtig

D. Nur 2, 3 und 5 sind richtig

E. Alle Aussagen sind richtig

10.008   14.3.4   Fragentyp A1

Welche Aussage trifft zu?
Stottern ist

A. eine Störung des Sprachablaufes

B. eine Störung der Lautbildung

C. ein Sprachabbausyndrom

D. ein Dysgrammatismus

E. eine Störung der Sprachentwicklung

10.009   14.6   Fragentyp D

Kinder und Jugendliche mit Körperbehinderungen fallen häufig durch folgende zusätzliche Merkmale auf:

1) Reaktive Depressionen

2) Mangelnde intellektuelle Förderung

3) Verhaltensstörungen

4) Verwöhnende Erziehung durch die Eltern

5) Leistungsversagen

Wählen Sie bitte die zutreffende Aussagenkombination.

A. Nur 1 ist richtig

B. Nur 1 und 3 sind richtig

C. Nur 2 und 3 sind richtig

D. Nur 1, 2 und 5 sind richtig

E. Alle Aussagen sind richtig

10.010   14.6   Fragentyp D

Depressive Zustände im Kindes- und Jugendalter

1) sind sehr selten

2) kommen bei Kindern und Jugendlichen aus zerbrochenen Familien gehäuft vor

3) äußern sich häufig in ausgeprägten Verhaltensstörungen

4) weisen im allgemeinen andere Erscheinungsformen auf als die depressiven Zustandsbilder bei Erwachsenen

Wählen Sie bitte die zutreffende Aussagenkombination.

A. Nur 1 und 2 sind richtig

B. Nur 2 und 4 sind richtig

C. Nur 1, 2 und 3 sind richtig

D. Nur 2, 3 und 4 sind richtig

E. Alle Aussagen sind richtig

10.011	14.6.2	Fragentyp A2

Welche Aussage trifft <u>nicht</u> zu?
Eine reaktive Depression im Kindes- und Jugendalter ist
hauptsächlich durch folgende Symptome gekennzeichnet:

A. Dysphorische Stimmungslage

B. Schlafstörungen

C. Häufiger Weindrang

D. Wahnideen

E. Leistungsstörungen

10.012	14.6	Fragentyp A2

Welche Aussage trifft <u>nicht</u> zu?
Mit Automutilation (Selbstbeschädigungstendenz) im Kin-
des- und Jugendalter ist häufig gekoppelt:

A. Ritzen der Haut

B. Nägelbeißen

C. Haareausreißen

D. Delinquenz

E. Autoritäres Erziehungsmilieu

10.013	14.6.3	Fragentyp A1

Welche Aussage trifft zu?
Masturbation in der Pubertät ist

A. eine sexuelle Störung

B. ein normales Durchgangsstadium

C. eine therapiebedürftige Erkrankung

D. das Produkt einer Fehlerziehung

E. eine Perversion

<u>10.014</u>   <u>14.6.1</u>   <u>Fragentyp A2</u>

Welche Aussage trifft <u>nicht</u> zu?
Die Persönlichkeitsstruktur von Kindern mit Colitis
ulcerosa ist gekennzeichnet durch folgende Merkmale:

A. Depressive Reaktionsneigung

B. Aggressivität

C. Dominante perfektionistische Mutter

D. Passive Trennungsängste

E. Familiäre Konfliktkonstellationen

<u>10.015</u>   <u>14.8.1</u>   <u>Fragentyp D</u>

Dissozialität und Delinquenz sind im Kindes- und Jugendalter häufig gekoppelt mit

1) Legasthenie

2) niedriger Intelligenz

3) neurotischer Fehlentwicklung

4) körperlich-seelischer Reifungsverzögerung

Wählen Sie bitte die zutreffende Aussagenkombination.

A. Nur 2 und 3 sind richtig

B. Nur 2 und 4 sind richtig

C. Nur 3 und 4 sind richtig

D. Nur 2, 3 und 4 sind richtig

E. Alle Aussagen sind richtig

10.016   14.8.2   Fragentyp D
____

Welche Merkmale finden sich bei verwahrlosten Minder-
jährigen?

1) Labilität

2) Manipulierbarkeit

3) Gesteigerter Sexualtrieb

4) Aggressivität

5) Kriminalität

Wählen Sie bitte die zutreffende Aussagenkombination.

A. Nur 1, 2 und 3 sind richtig

B. Nur 1, 4 und 5 sind richtig

C. Nur 3, 4 und 5 sind richtig

D. Nur 1, 2, 4 und 5 sind richtig

E. Alle Aussagen sind richtig

10.017   12.2.1   Fragentyp A1
____

Welche Antwort trifft zu?
Die Zahl jugendlicher Alkoholiker (psychische und körperliche Abhängigkeit) in der BRD wird derzeit geschätzt auf:

A.   10.000

B.   40.000

C.   90.000

D. 150.000

E. 250.000

10.018   12.3.1   Fragentyp D
____

"Schnüffeln" von organischen Lösungsmitteln bei Kindern
und Jugendlichen

1) ist weiter verbreitet, als angenommen wird

2) ist schwer zu diagnostizieren

3) ist suchterzeugend

4) führt zu neurologischen Ausfallserscheinungen

Wählen Sie bitte die zutreffende Aussagenkombination.

A. Nur 4 ist richtig

B. Nur 2 und 3 sind richtig

C. Nur 1, 2 und 3 sind richtig

D. Nur 2, 3 und 4 sind richtig

E. Alle Aussagen sind richtig

10.019   14.7.1   Fragentyp A2

Welche Aussage trifft nicht zu?
Für den infantilen Autismus ist charakteristisch:

A. Introversion

B. Cerebrale Krampfanfälle

C. Typische Züge zeigen sich bereits in den ersten Lebensjahren

D. "Unzufriedene schreiende Babys"

E. Interesse an drehenden Objekten

10.020   14.7.1   Fragentyp A1

Ein vierjähriges Kind mit normaler Intelligenz und ansonsten unauffälliger Entwicklung spricht noch nicht.
Es handelt sich am wahrscheinlichsten um

A. eine Hörstörung

B. einen Autismus

C. einen Hirntumor

D. eine Verhaltensstörung

E. eine Depression

10.021   14.7.1   Fragentyp D

Die kindliche autistische Psychopathie (Asperger) ist
gekennzeichnet durch

1) häufigeres Vorkommen bei Mädchen

2) motorische Stereotypien

3) neue Sprachschöpfungen

4) soziale Auffälligkeiten

5) Sonderinteressen

Wählen Sie bitte die zutreffende Aussagenkombination.

A. Nur 3 und 4 sind richtig

B. Nur 2 und 5 sind richtig

C. Nur 1, 2 und 3 sind richtig

D. Nur 2, 3, 4 und 5 sind richtig

E. Alle Aussagen sind richtig

10.022   14.7.2   Fragentyp D

Die kindliche Schizophrenie kann im Erscheinungsbild
folgenden Störungen ähneln:

1) Aphasie

2) Taubheit

3) Geistige Behinderung

4) Depression

Wählen Sie bitte die zutreffende Aussagenkombination.

A. Nur 1 und 3 sind richtig

B. Nur 1 und 4 sind richtig

C. Nur 3 und 4 sind richtig

D. Nur 2, 3 und 4 sind richtig

E. Alle Aussagen sind richtig

10.023　　　　　　　　14.7.2　　　　　　　Fragentyp A2

Welche Aussage trifft <u>nicht</u> zu?
Zur Differenzierung einer kindlichen Psychose von einer
hirnorganischen Schädigung ist geeignet:

A. Sorgfältige Erhebung der Geburts- und Entwicklungs-
   anamnese

B. Prüfung der Nervenleitungsgeschwindigkeit

C. Untersuchungen von Teilleistungsstörungen

D. Elektroencephalogramm

E. Psychologische Testung

10.024　　　　　　　　14.5.3　　　　　　　Fragentyp A1

Welche Aussage trifft zu?
Ein achtjähriger Junge mit einem hyperkinetischen Syndrom
nach frühkindlicher Hirnschädigung soll medikamentös eingestellt werden. Es empfiehlt sich ein

A. Antidepressivum

B. Amphetamin

C. Barbiturat

D. Neurolepticum

E. Multivitaminpräparat

10.025　　　　　　　　14.2.1　　　　　　　Fragentyp A1

Welche Aussage trifft zu?
Eine leichte frühkindliche Hirnschädigung kommt in etwa
folgender Häufigkeit bei deutschen Schulkindern vor:

A. Ca.　1%

B. Ca.　5 - 15%

C. Ca. 20 - 30%

D. Ca. 50%

E. Ca. 60 - 70%

10.026   14.2.2   Fragentyp A2

Welche Aussage trifft <u>nicht</u> zu?
Folgendes Symptom ist kennzeichnend für Kinder mit
minimaler cerebraler Dysfunktion:

A. Ängstlichkeit

B. Tics

C. Hyperkinese

D. Ablenkbarkeit

E. Übererregbarkeit

10.027   14.2.2   Fragentyp A2

Welche Aussage trifft <u>nicht</u> zu?
Merkmale für eine cerebrale minimale Dysfunktion sind:

A. Petit-mal-Anfälle

B. Koordinationsstörungen

C. Lernstörungen

D. Normale Intelligenz

E. Verhaltensauffälligkeiten

10.028   14.2.2   Fragentyp D

Kinder mit minimaler cerebraler Dysfunktion haben in
der Schule die meisten Schwierigkeiten wegen

1) Hyperaktivität

2) Wahrnehmungsstörungen

3) Absencen

4) Aufmerksamkeitsstörungen

5) Sprachstörungen

Wählen Sie bitte die zutreffende Aussagenkombination.

A. Nur 1 ist richtig

B. Nur 1 und 2 sind richtig

C. Nur 1, 2 und 4 sind richtig

D. Nur 1, 3, 4 und 5 sind richtig

E. Alle Aussagen sind richtig

10.029   14.4.4   Fragentyp A1

Welche Aussage trifft zu?
Ein siebenjähriges Kind ohne Hinweise für eine prä- oder
perinatale Schädigung, mit unauffälliger Entwicklungs-
anamnese sowie unauffälligem EEG ohne Dysrhythmie zeigt
zufällig bei einem schulischen Leistungstest Auffälligkeiten, wie sie bei Kindern mit frühkindlichen Hirnschä-
digungen gefunden werden.
Welche diagnostische Aussage ist möglich?

A. Minimale cerebrale Dysfunktion

B. Hyperkinetisches Syndrom

C. Frühkindliches exogenes Psychosyndrom

D. Hirntumor

E. Keine der oben genannten Aussagen kann getroffen werden

10.030   14.3.3   Fragentyp A2

Welche Aussage trifft nicht zu?
Zur Therapie der Legasthenie gehört:

A. Funktionstraining

B. Medikation mit Stimulantien

C. Lesetraining

D. Rechtschreibtraining

E. Korrektur und Verhinderung psychischer Fehlentwicklungen

10.031   14.3.1   Fragentyp A1

Welche Aussage trifft zu?
Ein achtjähriges Kind mit einem Gesamtintelligenzquotienten von 70 (HAWIK) zeigt in der 3. Klasse einer Sonder-
schule für Lernbehinderte, daß es Endsilben beim Diktat
vergißt. Ist dieses Kind einzustufen als

A. Legastheniker?

B. verhaltensgestört?

C. hörbehindert?

D. frühkindliche Hirnschädigung?

E. aufgrund dieser Befunde nicht so diagnostizierbar?

10.032   14.7   Fragentyp F
____

Ein 14jähriger Gymnasiast erleidet eine Kohlenmonoxid-
vergiftung mit Bewußtlosigkeit. Er wird rechtzeitig
entdeckt. In der Kinderklinik zeigt er kurz vor der
Entlassung plötzlich einen Verwirrtheitszustand mit
Orientierungsstörungen, Gedächtnisstörungen und Konfabulationen.
Am ehesten handelt es sich um

A. eine Schizophrenie

B. eine akute organische Psychose

C. einen Hospitalismus

D. einen Hirntumor

E. eine Encephalitis

10.033   14.7   Fragentyp F
____

Ein vierjähriger Junge, der sich bis dahin unauffällig
entwickelt hat und altersgemäß spricht, wird fortschrei-
tend wesensverändert, unruhig, er hat Erregungs- und
Angstzustände unklarer Art und einen zunehmenden Sprach-
verlust. Die Physiognomie des Kindes bleibt normal.
Es handelt sich um eine

A. Schizophrenie

B. Dementia infantilis (Heller)

C. Hypothyreose

D. kindliche Depression

E. emotionale Störung

10.034   14.8   Fragentyp A2
____

Welche Aussage trifft nicht zu?
Die körperliche Kindesmißhandlung

A. betrifft vorwiegend schwierig zu handhabende Säuglinge
   und Kleinkinder

B. hat eine Dunkelziffer von ca. 90%

C. verursacht schwerwiegende seelische Störungen

D. kommt gehäuft in unteren Sozialschichten vor bei be-
   dürftigen sozialen Verhältnissen

E. kommt in den mittleren Sozialschichten so gut wie nie
   vor

11. Geistige Behinderung

Welche Aussage trifft zu?
Ein neunjähriger Junge weist im Hamburg-Wechsler-Intel-
ligenztest für Kinder einen Gesamtintelligenzquotienten
von 91 auf.
Es handelt sich hierbei um

A. eine noch durchschnittliche Intelligenz

B. eine niedrige Intelligenz

C. eine leichte intellektuelle Behinderung

D. eine mäßige intellektuelle Behinderung

E. eine geistige Behinderung

Welche Aussage ist richtig?
Auf 100.000 Geburten entfallen in der BRD derzeit ca.

A.   20 geistig behinderte Kinder

B.   40 geistig behinderte Kinder

C.   60 geistig behinderte Kinder

D.   90 geistig behinderte Kinder

E. 150 geistig behinderte Kinder

11.003   14.1.2   Fragentyp A1

Welche Aussage trifft zu?
Der häufigste genetische Defekt als Ursache für eine
geistige Behinderung ist:

A. Klinefelter-Syndrom

B. Phenylketonurie

C. Trisomie 21 (Down-Syndrom)

D. Ullrich-Turner-Syndrom

E. Taubstummheit

11.004   14.1.5   Fragentyp D

Beim Klinefelter-Syndrom stehen folgende Symptome im
Vordergrund:

1) Pubertas praecox

2) Reaktive Steigerung der hypophysären Gonadotropin-
   sekretion

3) Hochwuchs

4) Infertilität

5) Hodendysgenesie

Wählen Sie bitte die zutreffende Aussagenkombination.

A. Nur 1 und 2 sind richtig

B. Nur 1, 2 und 3 sind richtig

C. Nur 2, 4 und 5 sind richtig

D. Nur 2, 3, 4 und 5 sind richtig

E. Alle Aussagen sind richtig

11.005   14.1.2   Fragentyp D

Folgende Krankheiten im Kindesalter können als Kompli-
kation eine Hirnschädigung mit anschließender geistiger
Behinderung nach sich ziehen:

1) Pocken

2) Pertussis

3) Masern

4) Meningitis

Wählen Sie bitte die zutreffende Aussagenkombination.

A. Nur 1 und 4 sind richtig

B. Nur 1 und 3 sind richtig

C. Nur 1, 3 und 4 sind richtig

D. Nur 2, 3 und 4 sind richtig

E. Alle Aussagen sind richtig

| 11.006 | 14.1.2 | Fragentyp A1 |

Welche Aussage trifft zu?
Die häufigste pränatale Ursache für eine geistige Behinderung ist:

A. Mütterlicher Diabetes mellitus

B. Mütterlicher Tabletten- und Rauschmittelabusus

C. Mütterliche Röteln

D. Cytomegalie

E. Mütterliche Unterernährung

| 11.007 | 14.1.5 | Fragentyp A1 |

Welche Aussage trifft zu?
Die Grenze zwischen Lernbehinderung und geistiger Behinderung wird markiert durch

A. Intelligenztests

B. die schulische Entwicklung

C. die Fähigkeit zur selbständigen Lebensführung

D. das Ausmaß der emotionalen Schwingungsfähigkeit

E. Alle Aussagen treffen zu

11.008   14.1.2   Fragentyp D

Als Ursache für eine geistige Behinderung, die erst
nach der Geburt eintritt, ist (sind) anzusehen:

1) Pockenschutzimpfungen

2) Verkehrsunfälle

3) Infektionskrankheiten

4) Frühkindlicher Hospitalismus

5) Kindesmißhandlung

Wählen Sie bitte die zutreffende Aussagenkombination.

A. Nur 1 und 2 sind richtig

B. Nur 1 und 3 sind richtig

C. Nur 1, 2 und 3 sind richtig

D. Nur 1, 3 und 4 sind richtig

E. Alle Aussagen sind richtig

11.009   14.1.7   Fragentyp A1

Welche Aussage trifft zu?
Die hauptsächlichen Maßnahmen bei der Behandlung der
geistigen Behinderung sind:

A. Multivitamintherapie

B. Hirndurchblutungsfördernde Medikamente

C. Frischzellentherapie

D. Verhaltenstherapeutische und heilpädagogische
   Maßnahmen

E. Familientherapie

12. Forensische Psychiatrie

(siehe Gegenstandskatalog Rechtsmedizin)

<u>12.001</u>   Fragentyp A1

Welche Aussage trifft zu?
Die Begutachtung der Schuldfähigkeit setzt voraus:

A. Große klinisch-psychiatrische Erfahrung und eingehen-
   de forensisch-psychiatrische Weiterbildung

B. Kenntnis der einschlägigen gesetzlichen Bestimmungen

C. Wissenschaftliche Objektivität

D. Beschränkung auf die ärztliche Kompetenz

E. Alle Aussagen treffen zu

<u>12.002</u>   Fragentyp D

Welche seelischen Störungen können nach der Formulierung
der §§ 20/21 StGB eine Minderung oder Aufhebung der
Schuldfähigkeit begründen?

1) Krankhafte seelische Störung

2) Tiefgreifende Bewußtseinsstörung

3) Schwachsinn

4) Schwere andere seelische Abartigkeit

Wählen Sie bitte die zutreffende Aussagenkombination.

A. Nur 1 und 2 sind richtig

B. Nur 2 und 4 sind richtig

C. Nur 1, 2 und 3 sind richtig

D. Nur 1, 2 und 4 sind richtig

E. Alle Aussagen sind richtig

12.003   Fragentyp A2

Welche Aussage trifft nicht zu?
Die Untersuchung der Schuldfähigkeit durch den psychiatrischen Gutachter erfordert zwingend

A. eine gründliche klinisch-psychiatrische Untersuchung
   einschließlich einer genauen Erhebung der Vorgeschichte

B. die Ermittlung des psychischen Zustandes zur Zeit der
   Tat

C. die Beiziehung früherer Krankenblätter und Gutachten

D. die Exploration eines Angehörigen

E. die getrennte Beurteilung nach Einsichts- und
   Steuerungsfähigkeit

12.004   Fragentyp A1

Welche Aussage trifft zu?
Nach § 63 StGB kann das Gericht die Unterbringung in
einem psychiatrischen Krankenhaus anordnen, wenn

A. die Tat im Zustand der Schuldunfähigkeit oder ver-
   minderten Schuldfähigkeit begangen wurde

B. weitere erhebliche rechtswidrige Taten zu erwarten
   sind

C. eine konkrete Gefährdung der Allgemeinheit angenommen werden kann

D. die Tat nicht primär auf eine Suchterkrankung zurückgeführt werden kann

E. Alle genannten Aussagen treffen zu

12.005   Fragentyp A2

Welche Aussage trifft nicht zu?
Die Unterbringung in einer Entziehungsanstalt nach
§ 64 StGB kann erfolgen, wenn

A. jemand alkoholische Getränke oder andere Rauschmittel
   im Übermaß zu sich nimmt

B. eine rechtswidrige Tat im Rausch begangen wurde

C. die Gefahr weiterer erheblicher rechtswidriger Taten
   besteht

D. die Entmündigung erfolgt ist

E. die erfolgreiche Durchführung einer Entziehungskur
   möglich erscheint

12.006   Fragentyp D

Unterbringungen nach §§ 63, 64 StGB

1) dürfen nur angeordnet werden, wenn sie zu dem Grad
   der vom Täter ausgehenden Gefahr nicht außer Verhältnis stehen

2) können auch dann ausgesprochen werden, wenn zugleich
   eine Freiheitsstrafe verhängt wird

3) dürfen für einen unbegrenzten Zeitraum ausgesprochen
   werden

4) können zur Bewährung ausgesetzt werden

Wählen Sie bitte die zutreffende Aussagenkombination.

A. Nur 1 und 2 sind richtig

B. Nur 2 und 3 sind richtig

C. Nur 1, 2 und 4 sind richtig

D. Nur 2, 3 und 4 sind richtig

E. Alle Aussagen sind richtig

12.007   Fragentyp D

Die Unterbringung in einer sozialtherapeutischen Anstalt
(§ 65 Abs. 3 StGB) kann erfolgen, wenn

1) die Voraussetzungen des § 63 Abs. 1 StGB vorliegen,
   jedoch die besonderen Mittel und Hilfen dieser Anstalt zur Resozialisierung besser beitragen können
   als Behandlungsmaßnahmen in einem psychiatrischen
   Krankenhaus

2) das Strafmaß die Grenze von 2 Jahren überschreitet

3) die Unterbringung in einem psychiatrischen Krankenhaus nach § 63 Abs. 1 StGB zur Bewährung ausgesetzt
   worden ist

4) eine psychische Erkrankung und zusätzlich ein Sucht-
   leiden gegeben sind

5) zwar eine Freiheitsstrafe verhängt worden ist, die
   besonderen Mittel und Hilfsmöglichkeiten dieser Anstalt jedoch zur Resozialisierung eines Rückfall-
   täters besser geeignet sind als die Unterbringung
   in einer Justizvollzugsanstalt

Wählen Sie bitte die zutreffende Aussagenkombination.

A. Nur 1 ist richtig

B. Nur 1 und 3 sind richtig

C. Nur 1 und 5 sind richtig

D. Nur 1, 3 und 4 sind richtig

E. Nur 1, 2, 3 und 5 sind richtig

12.008   Fragentyp A1

Welche Aussage trifft zu?
Die Entmündigung wegen Geisteskrankheit oder Geistes-
schwäche

A. dient allein dem Schutz des Betroffenen

B. ist weniger eingreifend als eine Pflegschaft

C. ist für die Unterbringung eines Patienten in einem
   psychiatrischen Krankenhaus gegen seinen Willen in
   jedem Fall unerläßlich

D. ist erforderlich, wenn Alkohol- oder Medikamenten-
   mißbrauch vorliegt

E. kann erfolgen, ohne daß ein medizinischer Sachver-
   ständiger beigezogen wird

 Fragentyp A1

Welche Aussage trifft zu?
Geschäfts- und Testierunfähigkeit

A. sind stets anzunehmen, wenn in der Vorgeschichte des Betroffenen eine psychotische Erkrankung nachgewiesen ist

B. können nur dann angenommen werden, wenn sie in bezug auf ein bestimmtes Rechtsgeschäft konkret nachzuweisen sind

C. sind zwangsläufig gegeben, wenn eine Vermögenspflegschaft eingerichtet wurde

D. sind in der Regel durch ein einfaches, formloses Attest des behandelnden Arztes zu bescheinigen

E. sind vorwiegend dann anzunehmen, wenn sich Eigentumsdelikte in der Vorgeschichte finden

 Fragentyp A1

Welche Aussage trifft zu?
Die Einrichtung einer Pflegschaft

A. dient allein der Unterstützung des Pfleglings in Angelegenheiten, die dieser nicht allein zu besorgen vermag

B. erfolgt zu bestimmten, gesetzlich festgelegten Zwekken (z.B. Vermögenspflegschaft). Der Wirkungskreis des Pflegers ist auf diese Angelegenheit beschränkt

C. läßt die Geschäftsfähigkeit des Pflegebefohlenen unberührt

D. setzt die Einwilligung des Betroffenen voraus, wenn eine Verständigung mit ihm möglich ist

E. Alle Aussagen treffen zu

12.011   Fragentyp D

Die richterliche Unterbringung psychisch Kranker ist
geregelt in den Unterbringungsgesetzen der Bundesländer,
die sich inhaltlich teilweise unterscheiden. Überein-
stimmend müssen die folgenden Voraussetzungen erfüllt
sein:

1) Vorliegen einer psychischen Erkrankung

2) Gegenwärtige Gefahr für den Kranken selbst oder für
   die Allgemeinheit

3) Gewalttätiges Verhalten in der Vorgeschichte

4) Bestehen zerrütteter Familienverhältnisse

5) Eine andere, weniger einschneidende Möglichkeit des
   Vorgehens ist nicht gegeben

Wählen Sie bitte die zutreffende Aussagenkombination.

A. Nur 1 ist richtig

B. Nur 1 und 2 sind richtig

C. Nur 1, 2 und 5 sind richtig

D. Nur 1, 3 und 4 sind richtig

E. Alle Aussagen sind richtig

12.012   Fragentyp A1

Welche Aussage trifft zu?
Ein 19jähriger Heranwachsender begeht einen Einbruch-
diebstahl, die Verhandlung findet entsprechend § 1
Jugendgerichtsgesetz statt:

A. Vor dem Landgericht

B. Vor dem Jugendgericht

C. Vor dem Familiengericht

D. Vor keinem der oben genannten Gerichte

E. Der Heranwachsende ist noch nicht schuldfähig

12.013   Fragentyp A1

Welche Aussage trifft zu?
Die Beurteilung der Verantwortungsreife nach § 3 Jugendgerichtsgesetz richtet sich nach

A. dem Alter des Straffälligen

B. der Einsichtsfähigkeit

C. dem Hemmungsvermögen

D. dem Entwicklungsstand und der Reife

E. Alle Aussagen treffen zu

12.014   Fragentyp A1

Welche Aussage trifft zu?
Das Jugendgerichtsgesetz regelt folgendes:

A. Erziehungsmaßregeln

B. Zuchtmittel

C. Jugendstrafe

D. Maßregeln zur Sicherung und Besserung

E. Alle Aussagen treffen zu

Antwortenschlüssel

1. Neurosen

A. Allgemeiner Teil

1.001	E	1.010	C	1.018	C
1.002	E	1.011	E	1.019	B
1.003	A	1.012	A	1.020	D
1.004	C	1.013	D	1.021	D
1.005	D	1.014	C	1.022	E
1.006	C	1.015	A	1.023	D
1.007	E	1.016	C	1.024	C
1.008	D	1.017	A	1.025	A
1.009	B				

B. Spezielle Formen

a) Psychovegetatives Syndrom

1.026	C	1.030	E	1.033	E
1.027	E	1.031	A	1.034	A
1.028	E	1.032	B	1.035	C
1.029	B				

b) Konversionsreaktionen

1.036	E	1.037	D

c) Angstneurosen und Phobien

1.038	B	1.042	A	1.046	E
1.039	A	1.043	C	1.047	C
1.040	E	1.044	B	1.048	D
1.041	D	1.045	D		

d) Depressive Reaktionen und Neurosen

1.049	B	1.051	E	1.052	B
1.050	D				

e) Hypochondrische Fehlhaltung

1.053	D	1.055	E	1.056	C
1.054	E				

f) Entfremdung

1.057 C	1.058 A	1.059 E

g) Zwangsneurosen

1.060 C	1.063 A	1.066 E
1.061 A	1.064 B	1.067 C
1.062 C	1.065 E	1.068 C

h) Anorexie

1.069 E	1.071 A	1.072 D
1.070 D		

i) Rentenneurose

1.073 D

C. Psychotherapie (Methoden und Anwendungen bei Neurosen)

1.074 D	1.081 E	1.087 E
1.075 B	1.082 D	1.088 D
1.076 C	1.083 D	1.089 B
1.077 A	1.084 B	1.090 A
1.078 B	1.085 A	1.091 B
1.079 B	1.086 C	1.092 D
1.080 D		

2. Persönlichkeitsstörungen

2.001 D	2.008 C	2.014 D
2.002 B	2.009 E	2.015 B
2.003 E	2.010 D	2.016 C
2.004 C	2.011 E	2.017 D
2.005 A	2.012 E	2.018 B
2.006 D	2.013 C	2.019 E
2.007 A		

3. Sucht

a) Alkoholismus

3.001 C	3.006 B	3.011 E
3.002 C	3 007 A	3.012 B
3.003 B	3.008 C	3.013 B
3.004 C	3.009 C	3.014 A
3.005 E	3.010 B	

b) Medikamentenabhängigkeit

3.015 E	3.017 A	3.018 B
3.016 D		

c) Drogenabhängigkeit

3.019	C	3.022	E	3.025	B
3.020	D	3.023	A	3.026	D
3.021	C	3.024	B		

4. Sexualstörungen
a) Funktionsstörungen

4.001	E	4.004	E	4.007	C
4.002	C	4.005	B	4.008	D
4.003	E	4.006	E	4.009	D

b) Sexuelle Deviationen

4.010	B	4.012	E	4.014	B
4.011	A	4.013	A	4.015	E

c) Homosexualität

4.016	C	4.018	A	4.019	B
4.017	E				

d) Transvestismus und Transsexualität

4.020	C	4.021	C

5. Suicidalität

5.001	B	5.005	C	5.008	E
5.002	D	5.006	B	5.009	A
5.003	E	5.007	C	5.010	D
5.004	D				

6. Schizophrenien

6.001	A	6.014	E	6.027	B
6.002	D	6.015	B	6.028	E
6.003	C	6.016	D	6.029	E
6.004	C	6.017	C	6.030	D
6.005	E	6.018	A	6.031	B
6.006	D	6.019	B	6.032	C
6.007	B	6.020	D	6.033	B
6.008	D	6.021	D	6.034	C
6.009	D	6.022	B	6.035	B
6.010	A	6.023	D	6.036	C
6.011	C	6.024	C	6.037	D
6.012	A	6.025	C	6.038	D
6.013	B	6.026	D		

7. Affektive Psychosen

7.001	B	7.012	B	7.023	D
7.002	E	7.013	D	7.024	E
7.003	C	7.014	D	7.025	C
7.004	C	7.015	B	7.026	B
7.005	C	7.016	E	7.027	A
7.006	D	7.017	A	7.028	A
7.007	D	7.018	B	7.029	C
7.008	B	7.019	D	7.030	C
7.009	D	7.020	B	7.031	C
7.010	C	7.021	D	7.032	E
7.011	C	7.022	C		

8. Organische Psychosen

8.001	A	8.013	B	8.025	A
8.002	C	8.014	D	8.026	C
8.003	D	8.015	E	8.027	E
8.004	D	8.016	D	8.028	A
8.005	B	8.017	B	8.029	E
8.006	D	8.018	C	8.030	E
8.007	E	8.019	B	8.031	C
8.008	C	8.020	A	8.032	A
8.009	E	8.021	A	8.033	E
8.010	C	8.022	D	8.034	C
8.011	C	8.023	A	8.035	B
8.012	B	8.024	E	8.036	A

9. Psychiatrie des höheren Lebensalters

9.001	E	9.008	D	9.015	D
9.002	C	9.009	D	9.016	C
9.003	C	9.010	B	9.017	C
9.004	A	9.011	D	9.018	B
9.005	B	9.012	B	9.019	A
9.006	E	9.013	A	9.020	C
9.007	B	9.014	C	9.021	A

10. Kinder- und Jugendpsychiatrie

10.001	E	10.013	B	10.024	B
10.002	E	10.014	B	10.025	B
10.003	E	10.015	E	10.026	A
10.004	A	10.016	D	10.027	A
10.005	D	10.017	D	10.028	C
10.006	C	10.018	E	10.029	E
10.007	D	10.019	B	10.030	B
10.008	A	10.020	B	10.031	E
10.009	E	10.021	D	10.032	B
10.010	D	10.022	E	10.033	B
10.011	D	10.023	B	10.034	E
10.012	D				

11. Geistige Behinderung

11.001	A	11.004	D	11.007	C
11.002	C	11.005	E	11.008	E
11.003	C	11.006	C	11.009	D

12. Forensische Psychiatrie

12.001	E	12.006	C	12.011	C
12.002	E	12.007	A	12.012	B
12.003	D	12.008	A	12.013	D
12.004	E	12.009	B	12.014	E
12.005	D	12.010	E		

Titel des Buches: **Examens-Fragen**
Psychiatrie

Was können wir bei der nächsten Auflage besser machen?

Zur inhaltlichen und formalen Verbesserung unserer Lehrbücher bitten wir um Ihre Mithilfe. Wir würden uns deshalb freuen, wenn Sie uns die nachstehenden Fragen beantworten könnten.

---

1. Finden Sie ein Kapitel besonders gut dargestellt? Wenn ja, welches und warum?____

____

____

2. Welches Kapitel hat Ihnen am wenigsten gefallen. Warum?__________

____

____

3. Bringen Sie bitte dort ein × an, wo Sie es für angebracht halten.

	Vorteilhaft	Angemessen	Nicht angemessen
Preis des Buches			
Umfang			
Aufmachung			
Abbildungen			
Tabellen und Schemata			
Register			

	Sehr wenige	Wenige	Viele	Sehr viele
Druckfehler				
Sachfehler				

4. Spezielle Vorschläge zur Verbesserung dieses Textes (u. a. auch zur Vermeidung von Druck- und Sachfehlern)____________________________

____

____

____

____

____

bitte wenden!

5. Bitte teilen Sie uns mit, auf welchen Fachgebieten Ihrer Meinung nach moderne Lehrbücher fehlen. Dazu folgende kurze Charakterisierung unserer eigenen Werke:

Fragensammlungen = Examensfragen zur Vorbereitung auf Prüfungen

Basistexte = vermitteln nach der neuen Approbationsordnung das für das Examen wichtige Stoffgebiet

Kurzlehrbücher = zur Vertiefung des Basiswissens gedacht; für den sorgfältigen Studenten

Lehrbücher = Umfassende Darstellungen eines Fachgebietes; zum Nachschlagen spezieller Informationen

Fachgebiet	Fragen-sammlungen	Basistexte	Kurz-lehrbücher	Lehrbücher

Bei Rücksendung werden Sie automatisch in unsere Adressenliste aufgenommen.

Name______________________________

Adresse______________________________
____

Fachstudium______________________________

Semester______________________________

Ärztliche Vorprüfung______________________________

Datum/Unterschrift______________________________

Wir danken Ihnen für die Beantwortung der Fragen und bitten um Einsendung des Blattes an:

Frau M. Kalow
Springer-Verlag
Neuenheimer Landstraße 28
6900 Heidelberg 1

5., überarbeitete und
ergänzte Auflage. 1979.
10 Tabellen. XI, 392 Seiten
DM 42,–
ISBN 3-540-09569-1

W. Schulte, R. Tölle

Psychiatrie

Inhaltsübersicht: Disziplinen der Nervenheilkunde. Methoden der Psychiatrie. Nosologie. Untersuchung. – Neurosen. Persönlichkeitsstörungen (Psychopathie). Sucht. Sexualstörungen. Wahnentwicklungen. – Zum Problem des Wahns. Schizophrenien. Cyclothymien: Melancholie und Manie. Weitere endogene Psychosen. Das Problem der Involutionspsychosen. – Allgemeine Symptomatologie cerebralorganischer Krankheiten. Spezielle Krankheitsbilder. Alterspsychiatrie. Geistig Behinderte (Schwachsinn). Epilepsien. – Psychotherapie. Sozialpsychiatrie. Pharmakopsychiatrie. Rechtliche Bestimmungen für die psychiatrische Begutachtung. – Didaktischer Anhang. – Sachverzeichnis.

Aus den Besprechungen: „Lobend hervorzuheben sind besonders der didaktische Anhang mit einem Repetitorium in Fragenform, woran der Student sein Wissen überprüfen kann. Außerdem gibt ein Verzeichnis an, auf welchen Seiten der Examenskandidat die einzelnen Prüfungsgegenstände des "Gegenstandskatalogs" in Kontexten nachlesen kann. Eine gutgegliederte Aufstellung weiterführender Literatur erleichtert dem Interessierten das tiefere Eindringen in Teilgebiete. Das didaktische Konzept und die formale Gliederung des Buches sind ausgezeichnet. Die Darstellung und Wertung auch unter den Psychiatern noch umstrittener Gebiete sind ausgewogen und sachlich. Es ist ein sehr gutes Lehrbuch, und man kann es uneingeschränkt empfehlen.“

PSYCHO, Neurologie und Psychiatrie
in der Praxis

„Für Studenten der Medizin ist es wohl zur Zeit das beste psychiatrische Lehrbuch im deutschen Sprachraum...“

Münchner Medizinische Wochenschrift

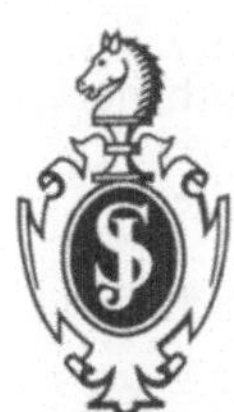

Springer-Verlag
Berlin
Heidelberg
New York

Zu jeder Aufgabe werden 5 mögliche Antworten A–E angeboten, von denen nur eine zutrifft. Jeder Kandidat soll in der Prüfung auch dann eine der 5 Antworten A–E ankreuzen, wenn er die richtige Lösung nicht kennt. In diesem Fall besteht immerhin die Chance 1:5, aus den vorgegebenen Antworten die richtige zu raten.

Fragentyp A = Einfachauswahl
Auf eine Frage oder unvollständige Aussage folgen 5 Antworten oder Ergänzungen, von denen eine einzige auszuwählen ist und zwar:
bei Typ A 1: die einzig richtige
bei Typ A 2: die beste von mehreren möglichen
bei Typ A 3: die einzig falsche
Typ A 1 ist der Grundtyp.
Wenn nach der „besten" oder einzig falschen Antwort gefragt wird, so geht dies aus dem Aufgabentext ausdrücklich hervor.

Fragentyp B = Aufgabengruppe mit gemeinsamem Antwortangebot (Zuordnung)
Jede Aufgabe besteht aus
a) einer beliebigen Anzahl von numerierten Begriffen, Fragen oder Aussagen
    (= Aufgabenliste = Liste 1).
b) 5 durch die Buchstaben A–E gekennzeichneten Antwortmöglichkeiten
    (= Liste 2).
Eine Fragengruppe enthält so viele – einzeln bewertete – Aufgaben, wie die Aufgabenliste Punkte hat.
Zu jeder numerierten Aufgabe ist die Antwort A–E auszuwählen, die für zutreffend gehalten wird. Jede Antwortmöglichkeit kann einmal, mehrmals oder überhaupt nicht als Lösung vorkommen.

Fragentyp C = kausale Verknüpfung
Dieser Aufgabentyp besteht aus zwei durch das Wort „weil" verknüpften Feststellungen.
Jede der beiden Feststellungen kann unabhängig von der anderen richtig oder falsch sein. Wenn sie beide richtig sind, kann die Verknüpfung durch „weil" richtig oder falsch sein.
Bitte kreuzen Sie die Antwort A–E an, die nach Ihrer Meinung die beiden Feststellungen und ihre Verknüpfung richtig beurteilt:

Antwort	Feststellung 1	Feststellung 2	Verknüpfung
A	richtig	richtig	richtig
B	richtig	richtig	falsch
C	richtig	falsch	–
D	falsch	richtig	–
E	falsch	falsch	–

Fragentyp D = Antworten mit Aussagenkombinationen
Auf eine Frage oder unvollständige Aussage folgen numerierte Begriffe oder Sätze, von denen einer oder mehrere zutreffen können. Für jede Aufgabe nach Typ D werden 5 Kombinationen der numerierten Aussagen vorgegeben.
Aus diesen mit den Buchstaben A–E gekennzeichneten Antworten wählen Sie bitte die Aussagenkombination aus, die Sie für richtig halten.

Fragentyp E = Fragen mit Bildmaterial
Bei diesem Aufgabentyp enthalten die Aufgaben Bildmaterial (graphische Darstellungen, Tabellen, Röntgenbilder usw).
Die Aufgaben selbst können nach Typ A (= Einfachauswahl), Typ B (= Aufgabengruppe mit gemeinsamem Antwortangebot), Typ C (= kausale Verknüpfung), Typ D (= Aussagenkombinationen) konstruiert sein.

Fragentyp F = Aufgabengruppe mit Fallbeschreibung
Es wird eine charakteristische Fallbeschreibung gegeben. Daran schließen sich Fragen – meist nach Typ A – an.